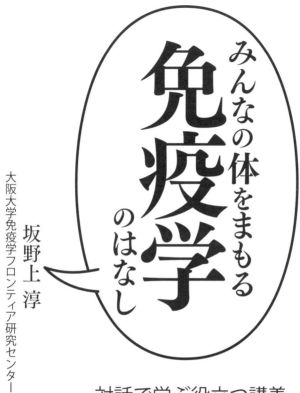

みんなの体をまもる免疫学のはなし

対話で学ぶ役立つ講義

坂野上 淳
大阪大学免疫学フロンティア研究センター

HANDAI Livre 062

大阪大学出版会

目次

はじめに

「免疫」という言葉は誰もが耳にし、また口にのぼるようになりました。普段「免疫」を意識するのはどんなときでしょうか。風邪を引いたときや、インフルエンザなどの予防接種を受けるときでしょうか。

予防ワクチンという「体に特定の病気への抵抗力をつけさせるもの」には、人類の英知が詰まっています。一方で、免疫学の研究はさまざまな病気の克服を目標にして多くの成果を生み出しつつも、いまだに途上でもあります。

大阪大学はこうした免疫学分野の研究において世界有数の成果をあげてきており、現在は免疫学フロンティア研究センター（ＩＦＲｅＣ）がその中心を担っています。いわば、ＩＦＲｅＣ（アイフレック）は免疫を研究することで免疫病の正体に最も近づいている研究機関の一つといえるでしょう。

筆者はＩＦＲｅＣにおいてプレスリリース（大学から報道機関への研究情報提供）などを通じて広報活動を行ってまいりました。本書には、ＩＦＲｅＣが設立以来行ったプレスリリースの内容、記者のみなさまから頂いた質問と回答、さらに免疫学周辺の雑学的なことを併せて載せています。また、ＩＦＲｅＣで開催される多くのイベントに参加される70代、40代の方々、授業に参加する高校生の、３つの年代それぞれと筆者との会話で、気楽に読めるよう執筆しました。読み終わったら免疫と病気に関する知識が記憶に残った、となれば筆書の目的は達せられたことになります。

大学の研究や論文といえば縁遠く、近づきがたく感じるかもしれませんが、その対象とする病気の多くは意外に馴染みがあることに驚かれるかもしれません。難病ばかりでなく、私たちが普通にかかる病気も免疫あるいは免疫の異常と無縁ではありません。本書から、免疫学の研究が私たちの健康的な生活を守ることにつながっていると気づかされると思います。この、「専門的なのに意外に身近」という免疫学の世界にこの本を通じて少しでも触れていただければこれに勝る喜びはありません。

なお、本書を執筆するにあたってご助力、また資料を提供いただいた論文著者の皆様、イラストを描いて下さった徳島大学の和田直樹氏、大阪大学出版会の栗原佐智子氏にお礼申し上げます。

２０１７年12月

坂野上　淳

第1章

勝男さん（70代）と学ぶ

——感染症との戦歴と治療の進化

勝男さんは、70代男性。日本の高度成長期を企業人として支え、退職してからはボランティアなどに打ち込んでいます。最も力を入れているのは、博物館でお客さんを案内したり、ときには展示を解説したりという活動だそうです。

1　清潔になっても寄生虫はいる

勝男（以下K）　私は、昭和17年、1942年の生まれでして、ちょうど物心ついたとき第二次世界大戦の終結直後でした。疎開して幸い戦災を逃れ、田舎で幼少期を過ごしたんですが、「勝男」や「勝子」という名前の子供は多かった気がするなー。きっと戦争に勝つように、げんを担いだ名前なんでしょうな。

坂野上（以下S）　私の祖母は勝子というんですよ。日露戦争中に産まれたからと聞いています。やはり似たようなことを言って

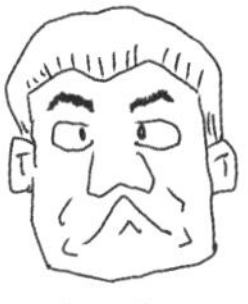
勝男さん

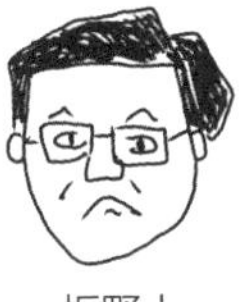
坂野上

いました。

K　出征して戦死した人は家族にはいなかったけど、戦争が終わっても戦地から復員しない兵隊さんは珍しくなかった。戦死というのは今の日本では考えられない死因だけど、当時は普通だったわけだ。

S　一言で戦死、といっても銃弾に倒れた人ばかりではなかったと思いますよ。むしろ、そうでなかった人たちの数が想像以上に多いかもしれません。

K　つまり、飢えや病気ということかね？

S　そのとおりです。悪名高いインパール作戦のように食料の補給を絶たれて多くの兵士が餓死したこともありましたし、伝染病がはやりだすと手がつけられなかったでしょうね。なにせ、戦場というのは衛生状態がきわめて悪い環境に多くの人間が密集しているわけです。インフルエンザのような空気感染する病気はあっという間に広がるでしょう。また、負傷しても充分な手当てが受けられなければ、傷口から雑多な細菌に感染したに違いありません。戦時下の流行病については、古代ギリシャのペロポンネソス戦争の記録にも残っています。

K　戦争が終わって平和な世界が訪れたが、その後が大変だった。都会から食料の買い出しに多くの人が押し寄せてね。当時の日本人は皆、栄養状態が悪かったな。

ノミとシラミ

S　当時の写真を見ると、がりがりに痩せている人がほとんどですね。戦争で多くのインフラを失ったので衛生状態も悪かったんでしょう？

K　衛生観念も今と違うからね。舗装されている道路も少なかったし、トイレは汲み取り式だし。ノミやシラミにたかられている子供も普通だった。今はペットを飼っているひとくらいしかノミに刺されないが、蚤の市（フリーマーケット）蚤の心臓といった言葉に残るね。シラミはアタマジラミがときどき学校で流行るみたいだが、今の人はノミやシラミは区別がつかんだろう。

S　ノミとシラミはともに小型の昆虫で、哺乳動物に取りついて血を吸っていますから、混同されやすいですね。ただ見かけの違いは顕著で、ノミは縦に、しらみは横に平べったいので、魚でいうとタイとヒラメぐらい違います。ちなみに、ノミはゴマのような形で、跳躍力は素晴らしいものがあります。

K　ノミは金持ちに、シラミは貧乏人につくといわれていたが、本当かね？　私の周りはシラミが多かった気がするなー。

S　俗説のような気がしますが、根拠がないわけではありませ

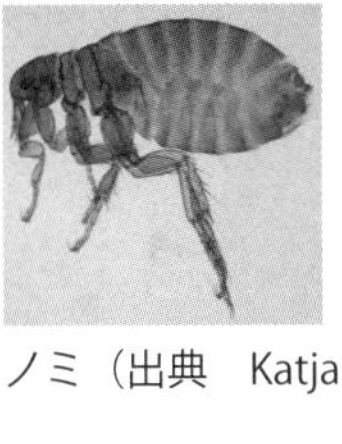

ノミ（出典　Katja ZSM）

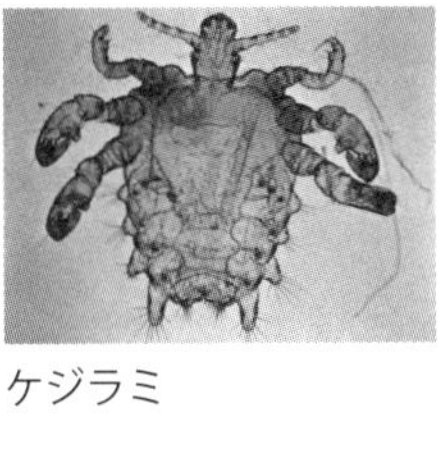

ケジラミ

ん。シラミは卵から成虫まで一生を宿主（しゅくしゅ）、つまりヒトの体表面で過ごします。そのため、ヒトが入浴や着替えで体を清潔に保ち続けると暮らしていきにくくなります。したがって、体を清潔に保てる金持ちにはシラミはつきにくいといえます。これに対して、ノミは住みにくくなるとヒトの体を離れて部屋の片隅の埃（ほこり）の中に潜むこともあります。生息に適した環境（体）を見つけると埃から出てまた血を吸いにいくわけです。そこで、清潔な人が住む金持ちの家にもノミは住めます。

K　そういうことか。ノミがかつてペストという伝染病を媒介したのも宿主を変えて移動できるからだね？

S　そうですね。一方、シラミはヒト同士が密着したときに移動できて、性感染症の一つになっているケジラミは典型です。これは同じ毛でもアタマジラミとは違って陰毛に寄生します。先ほど述べた戦場ではコロモジラミが大量発生して媒介した発疹チフスの流行がありました。コロモジラミは衣服に寄生して吸血します。戦場以外でも、衣類を変えられない環境や、人の密度が高い船や刑務所の中でシラミは発生しやすく、伝染病の原因となりました。

寄生虫とは

K　（昆）虫だけあって、ノミやシラミは、まさに寄生虫という感じだね。蚊やヒルも血を吸うが寄生虫ではないのかな？

公衆衛生

S　ノミやシラミのような寄生虫は、生活空間として宿主の体を選んでいます。これに対して、蚊やチスイビルの普段の住みかは別で、血を吸ったら人体から移動していなくなってしまいます。ですから蚊は文字通り「虫」つまり昆虫ですが、寄生虫とは呼びません。環形動物、つまりミミズの仲間のヒルも同様です。

K　私のように第二次世界大戦後に成長し、社会に出た者にとって、日本の何が良いってまず清潔なところだな。戦後社会が発展するにしたがって、どんどん改善されていった。いまどき、ノミやシラミはもちろん、寄生虫を体に持っている人などおらんだろう？

S　ノミやシラミ、昔の日本人が腸の中に持っていた蟯虫（ぎょうちゅう）（サナダムシ）のような寄生虫は激減しました。公衆衛生の勝利といえるでしょう。ところが、現代人にもそれなりの悩みがあります。

K　もしかしてアレルギーのことを言っているの？　日本人が清潔になりすぎて寄生虫がいなくなると、花粉などに過剰反応していると聞いたぞ。うちの息子一家もそろって花粉症で、きれいすぎるのは問題と、ペットを飼う事を勧めたんだよ。そうしたら今度はネコアレルギーときた。

S　ときどき聞く話です。ただ、ここで言いたいのは現代の日本においても寄生虫の脅威は去っていないということなんですよ。

Ｋ　それは意外だ。

2　ネコが危ない！　寄生虫もトロイの木馬作戦で乗っ取り

ネコを怖がらないネズミ

S　ネコの話が出たところで、今ひそかに問題になっている感染症の話しをしましょう。ネコを怖がらないネズミがいるのをご存知ですか？

K　最近のネコはペットとして室内で飼われておとなしくなったが、昔のネコはネズミを獲るのが仕事だった。今はおいしい餌があるからか、テーブルの魚をくわえて持っていったりしないようだね。

S　では、目の前に自分を見ても逃げないネズミを見つけたらネコはどうするでしょう？

K　それは、いただきますとパクッといくだろうね。

S　それはある寄生虫の戦略にはまってしまったことを意味します。

K　戦略にはまるとは、ネズミが食べられることで寄生虫がネコに移動するということかね？

トキソプラズマ

S　その通りです。この戦略を取るのがトキソプラズマという寄生虫で、今この日本で問題になっているのです。

K　でもどうしてネズミがネコを怖がらなくなるんだろう？

S　トキソプラズマに感染したネズミは脳の嗅覚をつかさどる部分が破壊されるようです。そうなると、感染したネズミは本来天敵であるネコの臭いを怖がらずネコに捕まって、食べられやすくなります。結果的にトキソプラズマはそのままネコの体に寄生しますが、自然界ではネコはトキソプラズマの最終宿主、つまり生活の落ち着き先と考えられます。

最終宿主

K　つまり、ネコの体に感染すればトキソプラズマの目的は果たされたことになるね？　それがなぜヒトにまで感染するのだろう？

S　ネコというトキソプラズマ感染源とヒトが接触する機会があるからでしょう。

K　ほう。ネコが家に帰ってきて、よしよしとかわいがってやるときか？

S　トキソプラズマはネコの糞を通じて体外に排出されます。ネコがネズミを直接捕まえて食べなくても、公園で砂浴びをすれば、他のネコの糞から感染することがあります。

K　公園の砂場がネコのトイレと化しているとはよく聞く話だね。ただ、室内ネコが増えている現代ではそういうことは減っているんじゃないかね。

S　ネコがトキソプラズマに感染するのは、屋外での捕食や砂遊びとは限りません。人間の与える餌を通じても感染する可能性があります。

K　そんな危ない餌があるのかね？

S　生肉です。トキソプラズマ原虫は宿主の体に侵入しても通常は免疫の作用で排除されます。しかし、その作用がおよびにくい筋肉や脳では緩やかに増殖を続けることが多いのです。トキソプラズマに感染した家畜の生肉を与えられたネコは自らも感染することになります。

生肉から感染

K　では、ネコ以外の家畜もトキソプラズマに感染するのだね？

S　食肉となるウシやブタでも感染の痕跡がある一定数の個体がいます。もちろんすべての食肉に十分火を通して食べれば問題はありませんが。

K　よく考えると、生肉を食べるのはペットよりむしろ人間ではないかね？　鳥刺しや馬刺しなど居酒屋で出てくるだろう？

S　肉の生食はペットのネコと並ぶ大きな感染源に違いありません。生野菜なども洗浄が足りないと原因になることがあるようです。トキソプラズマの抗体検査を行うと、われわれアジア人よりヨーロッパ人で高いことが知られます。抗体が陽性ということは、一度はトキソプラズマに感染した痕跡があるということです。特にフラ

抗体陽性率

ンス人の抗体陽性率が高いのですが、これは生に近い肉を好む習慣からきている可能性があります。口から入ったトキソプラズマは腸管に達し、その後全身に感染が拡大していくことが知られています。

K　高い感染率といっても、トキソプラズマの大流行など聞いたことがないね。

S　通常は人に感染したトキソプラズマは免疫で抑えられており、大事にいたりません。ただ、臓器移植やＨＩＶ（ヒト免疫不全ウイルス）に感染した患者など免疫が低下した状態にあると重症化することがあります。

K　普段は平和にともに暮らしているが、体が弱るとバランスを崩して大変というわけだ。

胎児への感染

S　さらに深刻なのは、胎児への感染です。ネコとの接触、庭での土いじり、生肉食などからトキソプラズマに感染しても妊婦が健康体なら免疫の働きで大事には至らないでしょう。せいぜいリンパ節が腫れるか、微熱が出るくらいです。しかし、初めての感染が母親の妊娠中の場合、臍帯、胎盤を通してトキソプラズマ原虫が胎児に移り、脳や眼に障害のある赤ちゃんが産まれることがあります（図１－１）。これが、先天性のトキソプラズマ症で、症状が重いと流産することもあります。

先天性トキソプラズマ症

K　知らなかった。それは注意が必要だ。トキソプラズマに感染しないように、妊婦さんは生肉食や庭での土いじりには注意が必要だな。

S　室内だけで飼われているネコで生肉を食べていなければ、接触しても大丈夫でしょう。土いじりも手袋をすれば、ほぼ感染を防げるはずです。そもそも、トキソプラズマをはじめとする寄生虫は、共生が目的で宿主の体に侵入してきます。宿主の体調をあまりに悪化させてしまえば、自分が住む環境も悪化します。極端に悪化して宿主が死んでしまえば、自分も生きていけないので、なんとか宿主に気づかれずにひっそりと生息していきたいはずです。

K　寄生虫は、ネコやヒトのような動物の体の中で繁殖する術を持っているということかね？

S　その通りです。なによりまず、宿主とする動物の体に入り込む必要があります。トキソプラズマ原虫もその例外ではありません。免疫という体の防衛ラインを突破

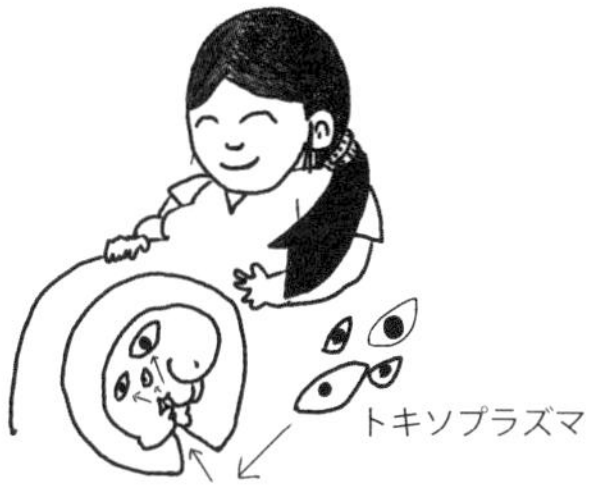

図 1-1　トキソプラズマ母子感染
おなかの中の赤ちゃんがトキソプラズマに感染したかどうかを調べる決定的な方法はない。羊水検査も採取そのものが難しいケースがあり、結局は産まれてみないとはっきりしない。

する戦術を持っているのです。

K　まるで戦争だね。どうやって突破するんだね。

S　図１－２を見ていただければ分かるように、トキソプラズマは、感染局所から全身に広がる際にマクロファージや好中球（こうちゅうきゅう）といった宿主の自然免疫細胞に潜伏感染することが知られます。

K　いきなりふたつ聞きなれない言葉が出てきたね。マクロファージと好中球ってなんだい？

食細胞

S　これらは食細胞と呼ばれる免疫細胞で、その多くが血流にのって体内を循環しています。寄生虫や細菌など、体内に侵入した異物を食べるのが主な機能です。

K　つまり寄生虫などにとっては、最初に出会う防衛ラインだね。そこにいきなり寄生できるとは、そんな細胞などなんのためにいるのか分からないじゃないか。

潜伏感染

S　トキソプラズマにとってはまずこれが作戦です。免疫細胞に潜伏感染して表面に出ないことで、宿主の免疫系によるパトロールから逃れられます。免疫細胞は敵を見つけたら攻撃を仕掛ける、いわば戦場における戦車のようなものですが、味方の戦車に敵が潜り込んだら他の味方からは姿が見えないわけです。

K　古い言い方をするなら、古代ギリシャ神話に出てくる「トロイの木馬」だね。

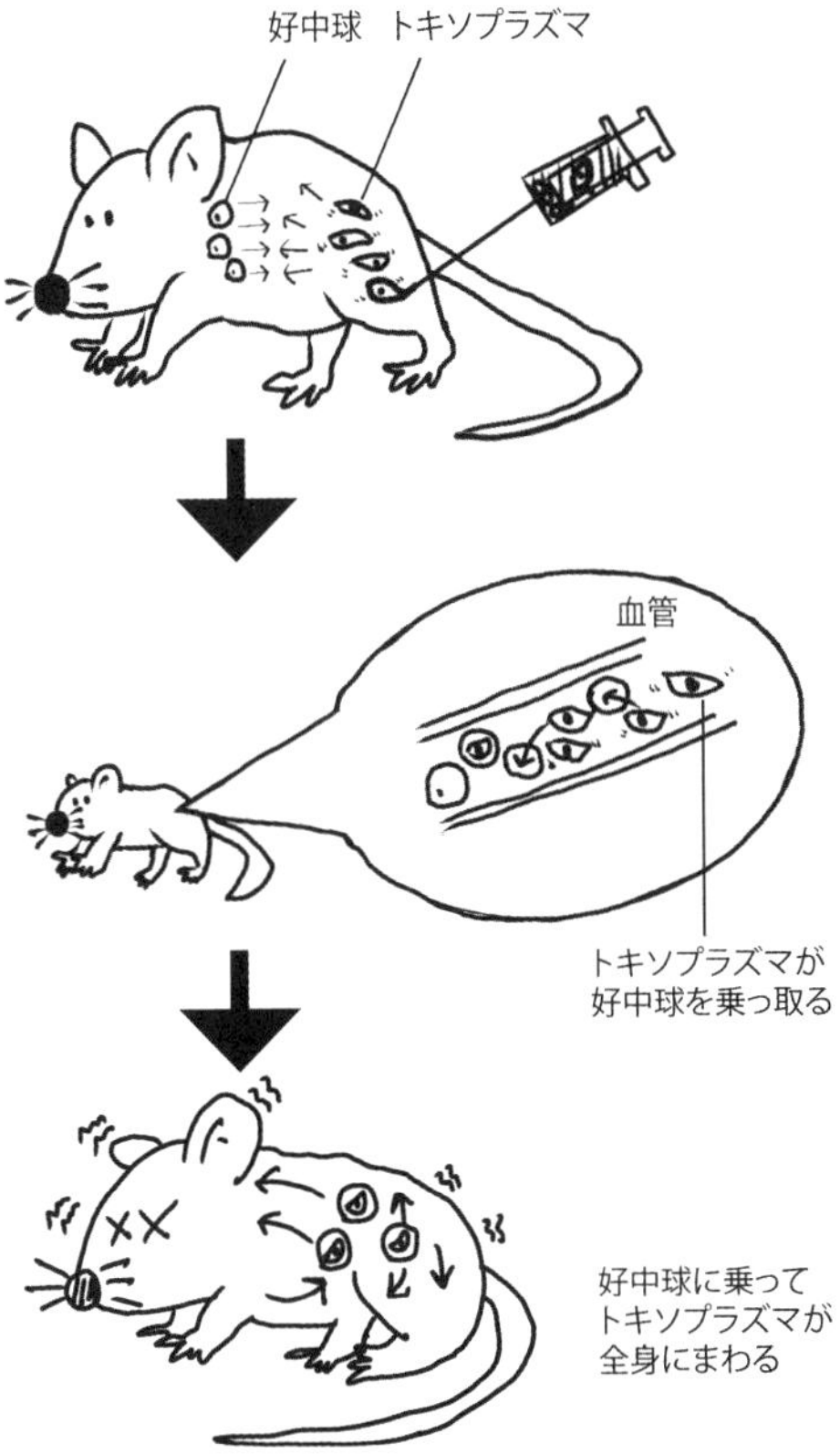

図 1–2　トキソプラズマが局所から感染し全身に広がる「トロイの木馬戦術」

局所に感染したトキソプラズマの病原性因子 GRA6 により宿主のケモカインが多く作られ好中球を呼び寄せる。そこでトキソプラズマが好中球に感染し、血流にのって全身に拡散していく。

トロイの木馬現象

S　そうですね。トキソプラズマの「トロイの木馬現象」と呼ばれることがあります。木馬に相当するのは、トキソプラズマに感染された好中球です。もっとも、本家「トロイの木馬」は、ギリシャ軍が兵士の潜伏した木馬ごとトロイに持ち込んだので少し違う気もしますが。

GRA6の役割

K　トキソプラズマは、好中球をどのように利用するのかね？

S　トキソプラズマは、感染した細胞中に「ＧＲＡ（じーあーるえー）ファミリータンパク質群」という分泌物を出します。何種類もあるこのタンパク質群のなかでも、「ＧＲＡ６」というタンパク質が重要な働きをしています。実験でＧＲＡ６を作れなくしたＧＲＡ６欠損トキソプラズマ原虫と、通常のトキソプラズマ原虫をそれぞれマウスの足に感染させ、全身への感染拡大の様子を比較したところ、通常のトキソプラズマに比べてＧＲＡ６欠損トキソプラズマは、感染の拡大が顕著に遅れました。つまり、ＧＲＡ６は感染拡大に重要な役割を果たしていたのです。

K　体の中に入ったらしっかり感染を拡大させるわけだ。どうやって宿主の細胞を利用するのだろう？

ケモカインに呼ばれる免疫細胞

S　通常、感染した局所からケモカインというタンパク質が出て血液に乗って全身に拡散します。このケモカインをたどって好中球などの免疫細胞は感染した場所にやってくるのです。傷口や火傷で腫れるのもケモカインで呼び寄せられた免疫細胞が集まって来るからです。もちろん本来は、感染に備えるという免疫の大事な機能の一つです。

K　そのケモカインは、トキソプラズマではなく宿主がつくるのだね？

S　はい。しかし、トキソプラズマはＧＲＡ６を使って宿主に強制的にケモカインを大量に作らせるのです。それで感染局所に「トロイの木馬」となる好中球を呼び寄せるのです。さらにそれらに感染することによって全身に感染拡大していったのです。

K　ニセの信号で好中球を呼び寄せ乗っ取り全身に広がるというトキソプラズマの感染戦略は分かったよ。寄生虫っていうのは、狡猾（こうかつ）なやつだなあ。

S　ちなみにトキソプラズマには高病原性のものと低病原性のものがいて、高病原性のほうが出すＧＲＡ６の方が好中球を呼び寄せる力が強いといえます。

K　寄生虫といえども多様で奥が深いね。

S　そうですね。自分たちの住みかである宿主の体を乗っ取りながら、殺さずに共生するわけですから。しかし重症化すると宿主が死ぬこともあります。

K　それはトキソプラズマにとっては想定外なのかな？

共生関係

S　妊婦さんのところで触れましたが、寄生虫に感染した宿主が健康体なら免疫の働きで押さえ込めます。ただ、弱っている宿主や胎児は防御機能が不十分で発症してしまいます。あと、トキソプラズマは最終宿主がネコといわれます。つまり、ネコの体に入り込めば共生関係上ハッピーなのですが、ペットとして人間と接触するうちにネコからヒトにも入り込むようになったため、ネコの体内ほど適応が不十分なのかも知れません。

K　ということは、これから先も少しずつ進化を続ける可能性があるね？

S　現在哺乳動物の体に共生する寄生虫や細菌は、宿主の細胞を利用する能力など、長い年月を経て洗練されているといえるでしょうね。

K　結核もそのたぐいかね？　戦後まもなくの時代は結核で命を落とす人は少なくなかった。しかし、日本全体が豊かになり栄養状態が良くなり、抗生物質も開発され、結核なんか過去の遺物となるかと思っていたら、そうでもないようだね。

まだ世界的に多い結核

S　結核菌は感染力が強いのですが、感染してからはひっそりと人体に潜んでいることが多いのです。肺結核といえば、新撰組の沖田総司など血を吐いて倒れるイメージがあるかも知れません。しかし、宿主が健康体の場合は、発病することなく何年も体内に居続けます。マクロファージのような免疫細胞に入り込んでいることも知られています。

K　トキソプラズマと似ているね。

S　共生関係にある宿主の免疫が落ちると発病するところも同じです。結核の場合、宿主の栄養状態が左右します。たしかに戦後の貧しい時代は発病が多かったと聞きますし、現在でも、潜在的に結核菌に感染している人は多く、調査によると世界人口の30パーセントにも達します。２０１５年には１０４０万人が罹患(りかん)し、１８０万人が命を落としているとされています（ＨＩＶ感染者40万人を含む）。

K　それは多いね。私たちは感染しても気づいていないだけかもしれないね。

S　患者を発症させて死亡させるのは結核菌にとってハッピーではなく、むしろ宿主には栄養状態が良いまま生き続けて欲しいはずです。

K　トキソプラズマにも共通するある種の洗練を感じるね。

世界の三大感染症

S　結核こそは社会に貧困がある限り無くならない感染症でしょう。今も世界の三大感染症の一つにも数えられています。

K　あとの二つは、なにかね。

S　マラリアとエイズ（ＡＩＤＳ）ということになっています。

3　日本も他人事でない脳マラリアをリアルに捉える

K　マラリアとエイズも名前は知っているよ。でも日本でマラリアにかかったとは聞かない。どういう病気かね。

マラリア原虫の寄生

S　マラリアも原虫というトキソプラズマと同じ寄生虫の一種で起こる病気です。マラリア原虫はハマダラカという蚊が血を吸った際に体内に侵入し、ヒトの赤血球に感染します。好中球やマクロファージに感染するトキソプラズマとはまた戦略が違う病原体です。

K　マラリアはどこか日本には縁遠い病気のように感じるね。

S　ところが、そうでもないのですよ。マラリアは日本でもかつては年間数万人がかかる病気で、古くは「おこり（瘧）」とか「わらわやみ」という呼び名で土着マラリアが各地でみられていたようです。時代をさかのぼると、『源氏物語』にはそのような病名がでてきますし、平安時代末期の平清盛の病状を記録した文献から、マラリアにかかって高熱を発し死亡したものとも考えられています。

K　清盛がかかるようなら、当時の日本では普通にマラリアがはやっていたのかね？

温暖化の影響

S　当時の文献や古木の年輪測定から、平安時代からその後しばらくは現在より温暖だったと考えられています。少し時代が下って室町時代の一休宗純（いわゆる一休さん）などの有名人もマラリアに罹患しているので、中世の日本ではさほど珍しくなかったと思われます。この時代は地球全体が温暖で海洋の氷も少なく、北欧のヴァイキングが活発に世界に乗り出して行った時期とも符合します。

K　感染症は、地球環境とも関係があるんだね。

ハマダラカ

S　一方で、清盛は大陸貿易を進めて巨万の富を蓄えた人ですから、外国船との接触があったのではないでしょうか。温暖期収束後でも第二次大戦後に南方から大量の復員兵が戻ってきた直後、短い期間ですが日本に患者が増えました。その後、ハマダラカの駆除や住宅の改善などでマラリアは、現在の日本において縁が遠い感染症になりました。滋賀県の彦根城では昭和20年後半までにマラリア対策で外堀が埋められています。

K　もともと熱帯の病気だし、現在の衛生状態のいい日本ではもう患者が出ないのではないか？

S　そうですね。しかし戦後に復員兵が持ち帰ったように現在は輸入マラリアといういわゆる海外で感染してくる旅行者が後を絶ちません。ところでマラリアには熱帯熱、三日熱、四日熱、卵型の４種類があって、それぞれ感染する原虫も症状も異なります。

危険な熱帯熱マラリア

K　どれでも死に至ることはあるのかね。

S　もっとも危険なのが熱帯熱マラリアです。症状も重く治療が遅れると、死亡することもまれではありません。もともと熱帯性とはいえ、どれもハマダラカが媒介します。この蚊が環境に適応して生息範囲を広げれば感染症も広がります。まして、地球の温暖化が進んだ現在、その危険性は高まっています。さらに交通網の発達で飛行機と共に移動する可能性もあります。

交通網の発達の影響

K　蚊が飛行機に乗ってくるということ？

S　蚊が飛行機で移動することもあるかもしれませんが、マラリアに感染し、血中にマラリア原虫を持つ人が移動した先で再び刺されて感染を広げるかもしれません。日本にもハマダラカは生息していますから。同じパターンの感染で東京の代々木公園付近の蚊が媒介してデング熱が発生したのは記憶に新しいでしょう。

K　平清盛の時代には、交易船が日本でのマラリア拡大の役目を果たしたのかもしれないね。

S　そうですね。マラリアは南方性の病気と思われがちですが、ハマダラカの駆除がうまくいかずマラリアの流行を招いている地域として、朝鮮半島の北緯38度軍事境界線付近があげられます。駆除剤を散布することが困難なことが原因のようで、21世紀になってからも年間数万人の患者を出しています。

K　朝鮮半島で患者が出ているようでは日本も安心できないな。結核同様、この世から根絶するのは難しそうだね。

S　マラリアは、いまだにアフリカ・アジア・南米・オセアニアなどでは最も重要な感染症です。流行地域においては医療費や労働力が奪われ、経済的損失は甚大になります。

K　日本ではまれとはいえ、世界的に見ればまだまだ怖れなければいけない病気のようだ。

マラリア研究の重要性

S　マラリアの研究に多大な貢献をしているのが、マイクロソフト社の元会長ビル・ゲイツ氏です。夫人のメリンダさんとともに設立した財団は、基礎研究から蚊の採取法の発明までマラリアに関連する広い範囲に援助していることが知られています。

K　地球温暖化が常識になっている人類にとって、マラリアの研究は急務といえそうだね。

S　マラリア研究では過去に数回ノーベル医学・生理学賞が出ており、研究者の数は世界的にも多いのですが、日本ではそうでもありません。しかし近年、大阪大学からも重要な成果も生まれています。ここでは、最先端の生体イメージングを取り入れた脳マラリアの研究を紹介します。

脳マラリア

K　脳マラリアとは？

S　熱帯熱マラリアがもっとも危険だと言いましたが、治療が遅れて脳に重篤な合併症を起こした状態です。マラリア原虫が寄生した赤血球が脳内の微細な血管に詰まって脳内の血流を阻害します。症状が進むと言語能力や意識など神経系に異常が現れ、昏睡状態に陥り、死に至ることもあります。もっとも、症状が目に見えて分かるころには、かなり病状が進んでいると言えるでしょう。

生体イメージング

K　怖いな。治療が早いほうがいいんだね。生体イメージングとはどういうもの？

S　難しく言えば「主に物理的理論に基づいて開発された画像化技術を生命科学に応用したもの」です。つまり、生きたまま体の内部の組織を観察するということです。実験室だけでなく医療現場でも使われてきています。X線を用いたレントゲン写真は長らくその花形でした。ご紹介する研究では、磁気共鳴画像法（じききょうめいがぞうほう）（ＭＲＩ）と多光子励起顕微鏡法（たこうしれいき けんびきょうほう）を用いています。

K　MRI（エムアールアイ）は私も人間ドックで頭を撮ってもらったよ。機械のトンネルの中で大きな音を聞いて一人でじっとしているのはちょっと大変だった。脳が輪切りにされた画像で次々に出てくるので驚いた。

MRI

S　MRIはX線を使ったCTと混同されやすいのですが、まったく違った理論に基づきます。詳しいことは省きますが、撮影法を少しずつ変えることでいろいろなものが見えますし、CTと異なり放射線の被曝はないとされています。そのため、生物を時間の経過とともに観察をする際には有力な手法です。X線CTを続けて何度も撮影するわけにはいきませんから。

嗅球の病変

K　ここで見えているのはなにかな？（図1－3）

S　Aは脳マラリアになったマウス頭部のMRI画像です。11・7テスラという高磁場で撮影されたもので、脳内の嗅球（きゅうきゅう）という領域の病変部（白い点線内）を画像化することに成功しました。病院で人がMRI検査を受ける際の磁場は3テスラ程度ですからかなりの高磁場です。

K　嗅球とはどういうところかね？

S　臭いを感じるところです。マラリア原虫は、脳内のこの部分にまず感染するのです。

K　最初に感染する箇所が観察できれば、早期の発見につながるということだね？

S　その通りです。MRIなら脳を傷つけずに観察できますから、ただ見ただけでなく、その後の治療法を検討することもできます。

多光子励起生体顕微鏡

K　Bの画像は多光子励起生体顕微鏡線とあるが、これはどういう顕微鏡？

S　レーザー光線を用いた顕微鏡の一種で観察したものです。レーザー光を生体組織の観察したい部位に照射し、蛍光を発して光るものを画像化するのです。この方法では、複数の色を発する蛍光物質を同時にレーザーで励起してカラー画像化できます。細胞の種類に

A. 11.7テスラMRIによる画像　　B. 多光子励起生体顕微鏡像

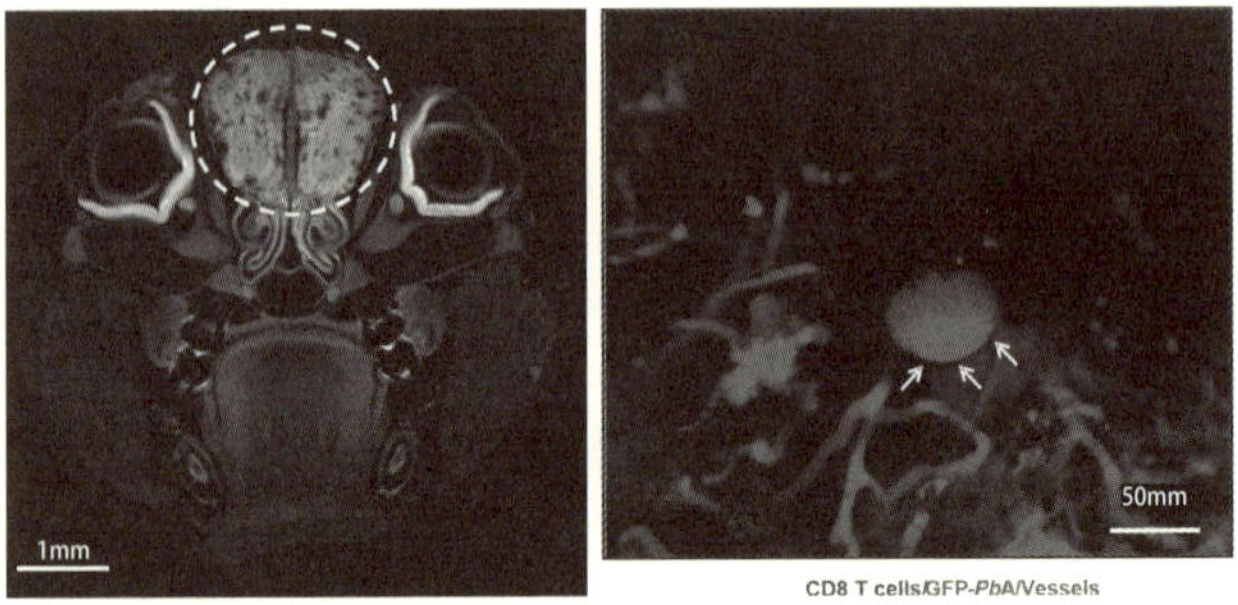

図1–3　脳マラリアにかかったマウスの脳のMRI画像
脳の深部にある匂いを感じる部位（嗅球）にマラリアが感染し炎症を起こしていることが、最新の生体イメージングでとらえられた。
（A：吉岡芳親教授（大阪大学）B：Cevayir Coban教授（大阪大学）より提供。モノクロ化）

よって蛍光物質の色を変えれば細胞の一つずつを見分けることすら可能です。また比較的短い間隔で連続撮影するため、ビデオ動画のような映像が撮れます。

K　細胞が一個ずつ見えるとは驚いた。ＭＲＩと異なり、色のついた画像が撮れるのだね？

S　そうです。Ｂは二光子励起顕微鏡で、マウスの嗅球における毛細血管（赤）とその中を通るマラリア原虫（緑）の動きを撮影したもので実際はカラービデオ映像です。中央に丸く見える赤い領域（白矢印）は、血管が破れ出血した瞬間を捉えたものです。ＡのＭＲＩ画像の嗅球に当たる箇所ですが、Ｂではより狭い領域に絞り込んで見ています。

K　色もついているし、動画も撮れるし、二光子顕微鏡の方がＭＲＩより有利のように聞こえるね。

S　一概にそうともいえません。ＭＲＩは撮り方を変えることで、神経繊維の走りや特定細胞の広範囲への移動など、さまざまな情報を教えてくれます。さらにＭＲＩは面倒な手術はいらず、二光子顕微鏡より体の奥深くを見ることができます。これに対して、二光子顕微鏡は動物に麻酔をかけた上で表面の皮膚を切開しなければならないことも多いのです。

二つの実験を駆使

K　ふーむ。生体イメージングと言ってもいろいろあるね。

S　そうですね。生体イメージングは見たいものに照準を合わせて、さまざまな手法を組み合わせて行います。この研究の場合は、まずＭＲＩで脳全体を撮影して感染場所の当たりをつけて、その後二光子顕微鏡で狭いエリアに絞り込みます。

K　なるほど。ＭＲＩと二光子顕微鏡と、両方使うこともあるんだね。

S　はい。ただし生きた感染動物を顕微鏡で観察すると、感染防御のため、その機材は感染していない別の動物には使えなくなります。ですから本研究のように二光子顕微鏡でマラリアに感染した動物を観察するのは世界的にも珍しいでしょう。こうした実験に合わせて実験施設の設営は設計する段階から考えられています。

K　なるほど。では、今回のマラリアの研究で分かったことはなんだい？

S　マラリア原虫が嗅球の毛細血管に引っかかり、局所で過剰な免疫反応が起きることで微小な出血が起こり、その後の脳マラリアの病態の引き金になっていることを見出しました。したがって、嗅球に集まる免疫細胞を抑える薬を用いれば脳マラリアによる死亡率を下げられる可能性があります。

K　生体イメージングというハイテクを駆使した研究ならではの成果といえそうだね。

S　実はこの研究では、ローテクな実験も行っています。機能障害を測定する簡便な診断法で、マウスが臭いに反応するかという実験です。嗅球は臭いを感じる部位なので脳マラリアを発症すると、発症以前に嗅覚異常が観察されました。二光子顕微鏡での観察を裏付けるもので、嗅覚異常と早期のマラリア感染診断を結びつけるものです。

K　ただ機械に頼って研究しているだけではないのだね。三大感染症の最後はエイズだね。エイズはウイルスの病気だろう？

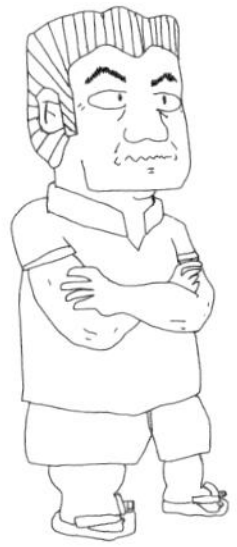

４　ひもだけじゃない！　網になって働くDNA

HIV

S　エイズを引き起こすのは、ヒト免疫不全ウイルス（ＨＩＶ（エイチアイブイ） Human Immunodeficiency Virus）といって、ヒトのＴリンパ球という免疫細胞に取りつくウイルスです。マラリア原虫は寄生虫なので顕微鏡で見えますし、結核菌は培養地でコロニー化すればヒトの目でも十分見える大きさになります。しかし、ＨＩＶウイルスはこれらと比較にならないほど小さなもので、しかも体内でしか増えません。

エイズとHIV

K　エイズとＨＩＶは同じことじゃないのかね。

S　ＨＩＶウイルスに感染すると、免疫力が低下する症状がでます。その症状が後天性免疫不全症候群といって、英語で Acquired Immune Deficiency Syndrome の頭文字をとってエイズ（ＡＩＤＳ）と呼ばれている状態になります。感染してもすぐに発症するわけではありません。ＨＩＶ感染に気付かず治療を受けないと、体内でウイルスが増えてエイズを発症します。

K　早く気づいて治療したほうがいいんだね。ウイルスに感染してからどうなるんだ？

体内で増えたウイルスは、好中球やマクロファージに食べられるんだろうね。さっき勉強した通りに。

S　おっしゃるとおりです。マクロファージなどの自然免疫細胞の重要な役目は病原体を食べることです。「非特異的」という言い方をしますが、あまり細かい見分けをつけず目の前を通る異物を食べるのです。これに対してリンパ球は、病原体を見分ける能力（特異性）を持っています。

リンパ球

K　リンパ球ってなんだい。病原体を見分けるとは、結核菌かＨＩＶか、ということ？

S　そうです。リンパ球は、病原体に対抗する専門性がある免疫細胞です。結核には結核担当のリンパ球がいます。ただし、感染からその専門能力が働くまで時間がかかるので、先に好中球やマクロファージなどの自然免疫細胞が病原体を食べることでヒトの体を守っています。

自然免疫細胞とは

K　侵入者を最初に食べる細胞を自然免疫細胞というのか。免疫は、第一段階の自然免疫細胞とリンパ球の二段階で敵を迎え撃つということだね。

S　たいしたことのない感染、例えば擦り傷を負って腫れるような状態では、第一段階の自然免疫細胞だけで充分こと足りてしまうでしょう。好中球が「2　ネコが危ない！」でも出たケモカインに呼ばれて傷口付近に直行し、侵入した雑菌を食べればすむことですから。しかし、重大な感染症ではリンパ球の助けが必要になります。

Ｋ　重大な感染症とは、例えば結核など？

Ｓ　はい、結核やインフルエンザなどの予防接種は、それぞれを担当するリンパ球に病気の記憶を植え付けるためのものです。リンパ球の仕事の特徴は、「専門性と記憶」といってよいでしょう。

Ｋ　それだけリンパ球は、退治の能力が高いんだね？　どうやって仕事をするんだい。

Ｓ　リンパ球は、特定の病原体にのみ働く「抗体」というタンパク質をつくる「Ｂリンパ球」や、免疫全体の指令をつかさどる「Ｔリンパ球」などからなります。それぞれ、Ｂ細胞、Ｔ細胞とも呼ばれますので、これ以降そう呼ばせて頂きます。

Ｂ細胞とＴ細胞

Ｋ　ＢとかＴは何の記号？

Ｓ　Ｂは骨髄、Bone marrow の頭文字で、Ｂ細胞は骨髄でつくられ成熟するのでこう呼ばれています。Ｔは胸腺、Thymus のＴです。おなじく骨髄でつくられますが、胸腺で成熟する細胞です。リンパ球を持っているのは、進化学的に脊椎動物だけで、同じく地球上で繁栄している昆虫や軟体動物は持ちません。

Ｋ　ほう。ちょっと不思議に思ったんだが、さっきエイズの原因となるＨＩＶウイルスはＴ細胞にとりつくと言ったね？　Ｔ細胞は指令をつかさどるんだろう？　司令

NET

塔に感染されたら、もう免疫の能力は働かないんじゃないのか。

S　おっしゃるとおりです。「後天性免疫不全」というのは生まれながらにしてではなく、生まれた後の人生のどこかで免疫力がなくなる状態を示しています。つまりＨＩＶに感染しエイズを発症すると免疫が働かなくなり、どうということのない雑菌や真菌（カビの仲間）など弱毒微生物に感染しても重大な病状に発展します。これを日和見（ひよりみ）感染といい、直接の死因となることもあります。

K　二段階目のリンパ球でだめなら、ＨＩＶに手も足も出ないね。

S　ところが、自然免疫の細胞にもＨＩＶに対抗する独特な能力があることが見いだされました。これも生体イメージングを用いた研究成果で分かったことです。

K　生体イメージングはすごいね。

S　しかも、今回取り上げるのはトキソプラズマの項でも出てきた好中球です。

K　好中球は、トキソプラズマ原虫に寄生されトロイの木馬にされてしまった細胞だね。そんなものが、ＨＩＶに対抗することができるのだろうか？

S　もちろん好中球は、最初にＨＩＶを食べることしかできません。問題はその後です。ＨＩＶを多量に食べた好中球自身は破裂してしまいます。その際、ＮＥＴ（ネット）（Neutrophil Extracellular Trap）という機構でＨＩＶを捕えることが分かりました。

K　NETとは網を意味するネット？

S　網のネットとかけていると思います。英名を直訳すれば、「好中球細胞外捕獲」となり、その頭文字をとっています。実際にNETは好中球が放出する網目状構造体でHIVをからめ捕るのです。

K　好中球が投網か。しかし、網なんてどこから出すんだい。

S　驚いたことに、NETの主成分は遺伝子の本体、DNA（ディーエヌエー）です。

DNAが網になる

K　DNAは網なのかい？　長いひもだと聞いたことがある。

S　おっしゃるとおり、DNAは長い糸状なので普段は二重らせん構造という特殊な構造で、それが細胞の核内に小さく畳み込まれているのですが、好中球が破裂した瞬間に網状になって放出されます。より正確にはNETの成分はクロマチンといいDNAとタンパク質の複合体で高粘着性、すなわち粘っこい物質です。

K　ウイルスを絡めとるのか。それでもう安心なのかな。

S　いいえ、NETの仕事はそれだけではありません。NETに捕捉されたHIVの感染力は、NET上に存在している消化酵素などの作用により大幅に低下するのです（図1－4）。

K　それは大したもんだ。好中球もただでは死なないね。

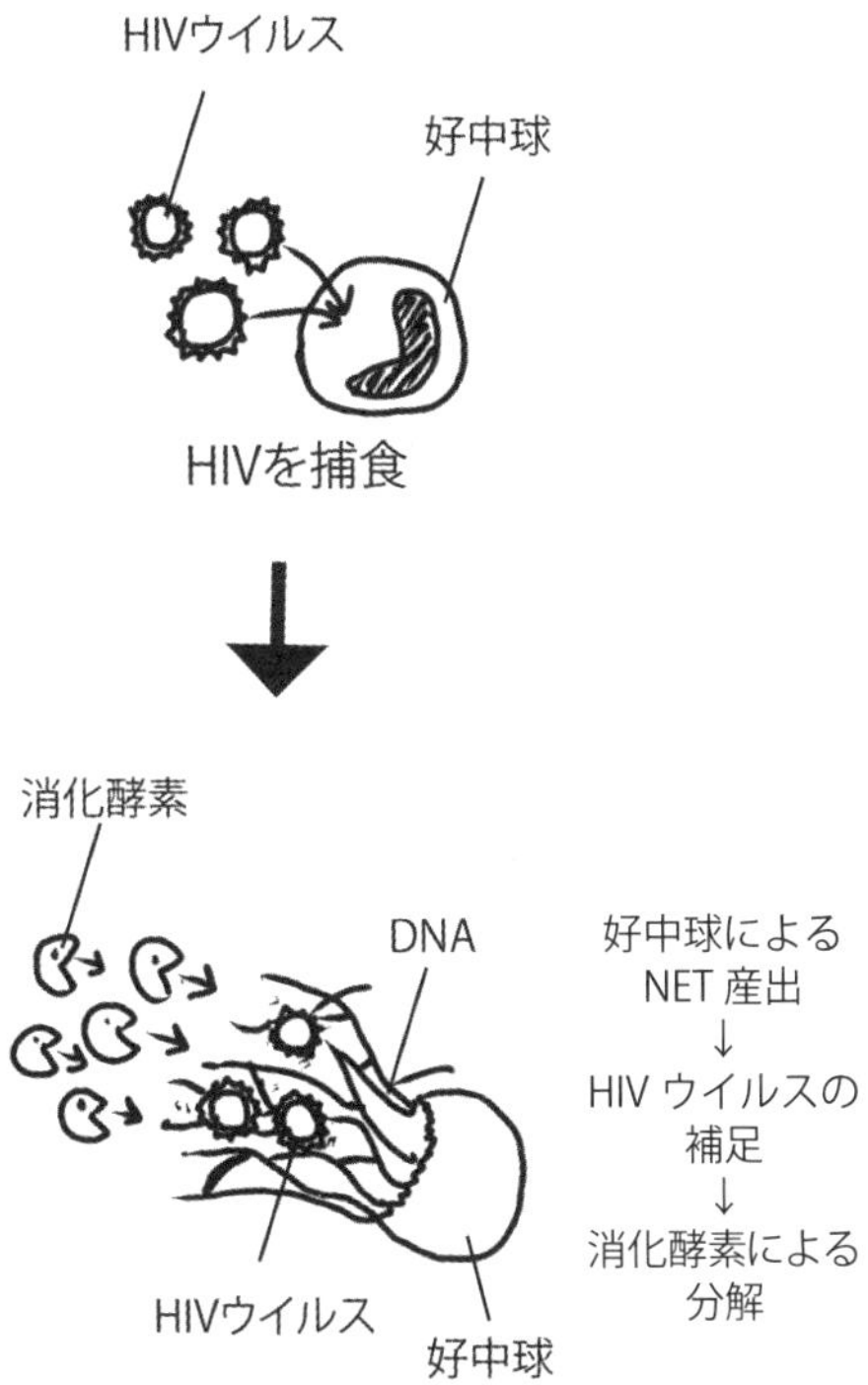

図 1–4　好中球から放出される NET にからめとられる HIV

ウイルス（この場合 HIV）に感染された好中球ははじけて死んでしまうが、それでも逃がさんと DNA の網でトラップする。

Ｓ　ウイルスへの攻撃といえば、Ｂ細胞による抗体産生とその抗体による攻撃やＴ細胞による感染細胞への直接攻撃が代表的です。しかし、この研究では好中球という自然免疫細胞によるＮＥＴ産生が、細胞外のＨＩＶに対する感染防御に大きく関わっていることが明らかになったのです。さらに、超高解像度蛍光顕微鏡という手法でＮＥＴによるＨＩＶ補足の瞬間をとらえることができました。

Ｋ　「生体イメージングを用いた」といったのはその装置だね。蛍光顕微鏡というのは電子顕微鏡かい？　ウイルスは小さすぎて電子顕微鏡でなければ見えないと聞いたことがあるんだが……。

超高解像度蛍光顕微鏡

Ｓ　超高解像度蛍光顕微鏡は電子顕微鏡ではありません。ただし、普通の光学顕微鏡とも違います。おっしゃるように通常、ウイルスは小さすぎて光学顕微鏡では見ることができません。目に見える光を可視光といいます。その波長は、４００～７００ナノメートル（1ナノメートルは1ミリメートルの１００万分の1）で、可視光の波長の半分（２００ナノメートル）未満のものは、観察不可能とされてきました。今回用いたＨＩＶは１２０ナノメートルほどですから、通常の光学顕微鏡では無理なのですが、周辺の蛍光を抑えて、観測したいものから出る蛍光だけを捉える新たな蛍光顕微鏡が開発されたのです。

K　それはすごい技術だね。いわゆるブレイクスルーだね。

S　生命科学の研究者にとって、超高解像度蛍光顕微鏡は画期的な装置でした。この功績によって、開発者たちは、２０１４年のノーベル化学賞を受賞しました。

K　ＮＥＴが見えるのもその技術のおかげだね。

S　はい。超高解像度顕微鏡画像からは、ＮＥＴ上にＨＩＶの粒子が一つ一つ捕捉されていることが分かります。ちなみに、ＮＥＴがＨＩＶをとらえた瞬間をサッカーボールとネットの関係に例えたイラストが論文を掲載した科学雑誌 *Cell Host & Microbe* の表紙に採用されました。代表的なウイルスであるＨＩＶが見えたのですから、この技術は他の感染症にも応用可能なはずです。

K　それはめでたい、と言いたいところだが、現実を考えてみれば、ＮＥＴでＨＩＶを捕まえて弱めるという機構だけでは充分とはいえないのではないだろうか。ＨＩＶに感染した人の多くがＡＩＤＳを発症しているだろう？

S　そのとおりです。実はＨＩＶにはＮＥＴから逃れるための能力が備わっていて、なんとか増殖しようとします。ＨＩＶは、好中球以外の自然免疫細胞である樹状細胞(じゅじょうさいぼう)を刺激してインターロイキン10（ＩＬ－10(アイエルテン)）というタンパク質を作らせます。

K　樹状細胞？　好中球、マクロファージに次いで第３の自然免疫細胞の登場だね。

樹状細胞とは

S　そうです。樹状細胞の役目は病原体を食べることだけではなく、他の免疫細胞に病原体の情報を伝えることで、大変重要な免疫細胞だということが認識されています。発見者の故ラルフ・スタインマン博士は、２０１１年にノーベル医学・生理学賞を受賞しました。ところが、樹状細胞がＨＩＶに作らされたインターロイキン10は免疫反応の働きを弱めるものであり、ＮＥＴも弱まってしまうのです。また、ＨＩＶに感染すると好中球の数が減少することも知られています。つまり、ＨＩＶは宿主（ヒト）の免疫の力を質・量ともに落としてしまうわけです。

K　そうして分かってきた知識を実際のエイズ治療に役立てられるだろうか？

S　インターロイキン10の産生を抑制することによって、自然免疫の活性化を図ることが考えられます。つまり自分の免疫細胞がかけるブレーキを外すことにより、本来の免疫の能力を取り戻すわけです。また、好中球の数を増やす薬剤の候補も挙がっています。ヒトと感染症との戦いは長い間続いていますが、こうした研究の積み重ねが、多くの人を救う治療につながり、大村智さんのノーベル賞受賞（２０１５年）のような成果にあらわれています。

5　ただでは死なない！　感染症と戦う免疫システム

単純ヘルペス

K　マラリアにエイズと深刻な感染症の話題が続いたけど、もっと簡単にかかりそうな感染症の話も聞きたいね。

S　身近な感染の代表は単純ヘルペスウイルスでしょう。潜在的な感染者は日本人の数十パーセントに達するという統計もあるくらいでして。

K　ヘルペスという名前は聞いたことあるが、ウイルスだったんだ。「単純」というところが身近な感じがするね。こいつにかかっても死んだりしないだろう？

S　身近だから大丈夫かというとそうでもありませんよ。なかなか厄介な敵です。前述のエイズは重篤な感染症のイメージに反して、感染力は弱いウイルスです。マラリアは日本で普通に生活していたらまず感染しないでしょう。これに対して単純ヘルペスウイルスの感染力は高いものです。

K　感染力が高いというのは、触っただけでうつるとかそういうレベルかね？

S　単純ヘルペスウイルスにかかってできている病変部の水疱や潰瘍に接触すれば、

感染するのはもちろん、患部でない粘膜、口や性器に周辺触れただけでも感染を起こすことがあるそうです。このウイルスにはⅠ型とⅡ型があります。Ⅰ型は、口唇ヘルペス、ヘルペス性角膜炎、ヘルペス性脳炎などの原因になります。これに対して、Ⅱ型は性器ヘルペス、臀部ヘルペスなどです。

K　Ⅰ型は上半身、Ⅱ型は下半身という感じかね？

S　大まかにはそういえるでしょう。Ⅱ型は主に性感染症ですしね。ただ特に深刻なのは、Ⅰ型の引き起こすヘルペス性脳炎です。これは致死的もしくは重度の後遺症を生じる場合があります。そこで、単純ヘルペスウイルスⅠ型（以下ＨＳＶ－１）がどのような感染機構を持っているかは、研究者にとって重大な興味の対象でした。

深刻なヘルペス脳炎

K　死ぬこともあるのか。しかし、免疫はいろんな作戦をもっているじゃないか。免疫で守られているわれわれの身体に侵入して来るにはそれなりの技があるんだろうね。

S　その技に長けたものが、感染力の強いウイルスと呼ばれるわけです。ＨＳＶ－１（エイチエスブイワン）がまさにそれで、この感染機構を解明することが、ひいてはヘルペス感染症を予防する上で大変重要でしょう。

K　なるほど。優れた侵入者から敵の戦略を学ぼうという話だな。

S　その優れた侵入者であるＨＳＶ－１ですが、ヒトやマウスの細胞に膜融合と呼ばれる状態で入り込んできます。

K　融合とは、くっついてその後一体になるイメージかな？

S　そうですね。ただ、くっついてからそのまま一体になるわけではなく、融合する以前に侵入する側（ＨＳＶ－１）と侵入される側（細胞）の両者は、しっかり結合しなければなりません。これを行うのが細胞表面にある受容体（レセプター）と呼ばれる分子です。

受容体（レセプター）

K　受容体とはなんだね。正体は何かね。

S　タンパク質でできたものです。受容体は数多くありますが、個々の受容体は特定の相手としか結合しない鍵穴のようなものです。しかし、優れた侵入者はこの受容体を利用します。ＨＳＶ－１は哺乳動物の細胞表面にあるＰＩＬＲ（Paired Immunoglobulin-like type 2 Receptor α）という受容体にはまる鍵を持っています。鍵の名前はｇＢ（glycoprotein B）といいます。さらにＨＳＶ－１は、ｇＤ（glycoprotein D）というもう一本の鍵を持っていて、これも細胞表面の別な受容体に結合します。二本の鍵でしっかり細胞表面に付くと細胞に膜融合して侵入を開始します（図１－５）。

K　二本の鍵穴にすっぽりはまる鍵をヘルペスウイルスが持っているというわけか。

よくできた話だが、どうしてそのようなものが持てたんだろうね。

S　そういうケースは感染症の世界ではときどき見受けられます。例えばジフテリア菌がつくるジフテリア毒素もヒトの細胞表面の受容体を利用して侵入してきます。この受容体は他の用途に使われておらず、不要の鍵穴をジフテリアにまんまと利用されているのでしょう。進化学的な見方をするなら、こうした鍵穴を利用できた細菌やウイルスが選択的に生き残って栄えているのでしょうね。

K　侵入する方法が分かったら、防ぐ方法も分かるという話だったね。

S　この場合、ＰＩＬＲにＨＳＶ－１のｇＢが結合する前にＰＩＬＲを埋めてしまえ

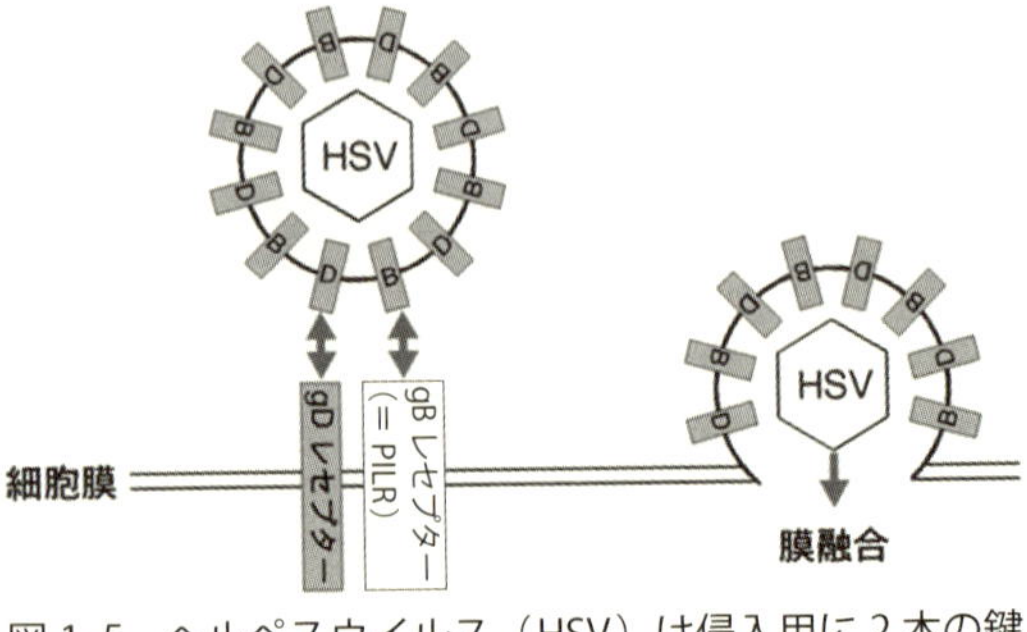

図1–5　ヘルペスウイルス（HSV）は侵入用に2本の鍵をもつ

gB, gD という2本の鍵を細胞表面の鍵穴（受容体）にしっかりとはめてから、ヒトなど宿主の細胞に侵入する。
（荒瀬尚教授（大阪大学）より提供。モノクロ化）。

ばいいということで、抗ＰＩＬＲ抗体というタンパク質の投与が行われ、その結果ＨＳＶ－１の感染率が大幅に下がることが判明しました。

K　ヘルペスの他にもわれわれの周りには、目に見えない、おなじみさんみたいな病原体がうようよしているんだろうね。

ヒブ菌

S　こんな名前を聞いたことありませんか？　マイコプラズマ菌、レジオネラ菌、肺炎球菌、インフルエンザ菌など、どれも比較的よくある菌といっていいでしょう。

K　たしかに聞く名前だが、ちょっと待ってくれよ。最後のはインフルエンザ菌と聞こえたが、インフルエンザを起こすのはウイルスじゃないの？

S　冬季に流行するインフルエンザを起こすのはご指摘のようにインフルエンザウイルスですが、インフルエンザ菌というのもあるんですよ。これは乳幼児の粘膜に常在していることも多い菌で、昔はインフルエンザの原因と考えられていたそうです。中でも悪性度が高いのがＨｉｂ（ヒブ）と呼ばれています。こういった比較的平凡な細菌でもバカにできないのです。

K　孫がヒブワクチン受けにいくと聞いたことがあった。ヒブという病気の名前かと思ったよ。

S　小児の細菌性髄膜炎の原因菌になりますからね。子供の命に関わる病気です。ヒブ菌とも呼ばれています。感染して宿主（ヒト）を殺さない程度に弱めつつ自ら増殖するこれらの細菌は、ある意味大変進化していると思いますよ。ほかに、先ほど名前をあげた細菌は、マイコプラズマ肺炎、レジオネラ肺炎、肺炎に中耳炎といった耳になじみある感染症を起こすことが分かっています。

K　これらも体内に侵入したり増殖したりする特別な「技」を持っているのかな？

S　共通しているのは、抗体を切断してしまうという能力です。抗体は前述したB細胞（Bリンパ球）が病原体を無力化するために撃ち出すミサイルのようなタンパク質です。これらの菌はこの

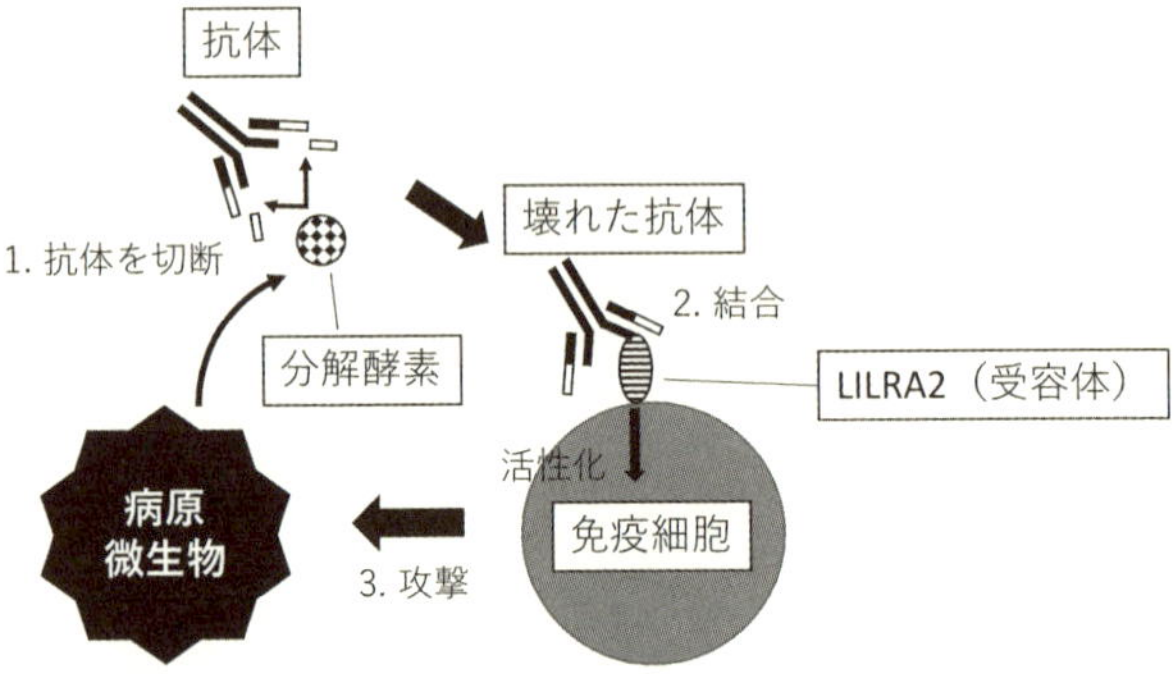

図1-6　新たに見つかった免疫の働き
病原性微生物は、免疫システムの重要な武器である抗体を切断して体内での増殖を計る（1）。その切断された抗体を新たに検知するLILRA2の働き（2）で免疫システムはさらに攻撃を仕掛ける（3）。
（荒瀬尚教授（大阪大学）より提供。一部改変）

抗体を壊して無力化します。

K　平凡な菌と言ったが、ずいぶんと高度な技を使うね。どうやって壊すの？

S　酵素を出して抗体の相手に結合する最も大事な部分を切断します。

K　それではもう免疫は働かなくなるんじゃないのかな。

S　ところが上には上があるということが分かってきました。病原体に壊された自らの抗体に結合する受容体が発見されました。免疫細胞の表面にあるＬＩＬＲＡ２（エルアイエルアールエーツー）というタンパク質です。その後、免疫細胞は活性化し、抗体を壊した病原体に対して再度の攻撃を行います（図1－6）。

K　最初の兵器が壊されても、壊された兵器の残骸を頼りにまた攻撃を繰り出すとは、免疫システムの執念すら感じるね。

S　細胞に意思はないはずですけどね（笑）。

6　予防接種に必須！　ワクチン増強剤

予防接種

K　免疫細胞はどんどん働けばいいというものでもないんだね。働きを強めたり、ときには弱めたりすることで感染症に対抗しなければいけないということも、少し分かったような気がするね。予防接種はどうだい？　孫がたくさん行っていたよ。免疫力を強めるものだろう。

S　強めるという言い方が適当かは分かりませんが、一度（一回目）体外からの毒素を取り込んだ体は二度目以降の取り込みに対して免疫反応が効率的に起こるといえるでしょう。Ｂ細胞が抗体をつくる速度が格段に速くなります。発症しても二度目からは軽度な症状で済むか、ときには感染に気づかないこともあるかもしれません。

K　リンパ球は予防接種で記憶を植え付けられると言っていたね。一種類ごとに受けなくてはいけないのかい。

S　同時接種といって、複数のワクチンを同時に接種することも可能です。ワクチンを打つと、例えば結核の予防接種ＢＣＧを受けたとき、その記憶は結核担当のリンパ球に記憶されます。新生児が接種される三種混合ワクチンは、３種類のリンパ球に同時に働きかけ病気の記憶を残すわけです。

K　予防接種は小さいうちにたくさん受けなくてはならないから大変だな。孫が小さいときは予防接種の日の送り迎えやお供をしたよ。寒くなってくるとインフルエンザも心配だし。

S　そうですね。ワクチンを接種してから免疫ができるまでの期間も考えて、複数の予防接種のスケジュールを組まなくてはなりませんから。インフルエンザの予防接種も一般的ですが、はずれのワクチンを打つと効果が出ずに、インフルエンザにかかってしまいます。

インフルエンザワクチン

K　ワクチンのはずれ？　インフルエンザワクチンは安くないぞ。困るじゃないか。

S　インフルエンザのA型とかB型とかいう名前を聞いたことはあるでしょう。C型もあって大きく三つのタイプに分けられます。毎年流行するのはA型とB型で、いずれもヒトの体に侵入すると、細胞に取りつきわれわれの細胞にウイルスのコピーを作らせますが、両者の抗原は少し形が違うのでワクチンもそれを想定して作られています。つまり、A型ウイルスに対するワクチンとB型に対するワクチンは違うものです。

K　A型ワクチンを打った体にB型ウイルスが入ったら、はずれということ？

S　いいえ、インフルエンザワクチンには通常A型もB型も併せて三種類は入っています。

K　ちょっと待て。AとBとで三種類じゃ数が合わないぞ。

S　インフルエンザウイルスは、A型にもB型にもさらにたくさんの種類（株）があるんですよ。おまけに変異といって構造を少しずつ変えているので、シーズンごとに流行株を予測して三株に対応したワクチンが作られています。自分の専門に当たれば強く効くけれど、他にはまるで効かないのがリンパ球とそれが作り出す抗体の特徴ですから、予測がはずれる可能性もあるわけですし、インフルエンザウイルスにはたくさんの株があるから、ワクチンに入っていないウイルス株に感染することもあるかもしれません。

K　ややこしいウイルスだな。前の年にインフルエンザA型にかかったら、翌年A型の予防接種は受けなくていいということではないのか。かかっただけ損だ。

S　ワクチンの効果も一年ほどですから、毎年受けることになるんですよ。ほんの数年前ですが、私は二年続けてインフルエンザA型にかかってしまったんですよ。少しショックでしたね。

K　それは残念だったね。ワクチンに不信感を覚えたんじゃないのか。

S　運が悪かったですね。それに、インフルエンザワクチンは感染や発症そのものを完全には防御できないけれど、重症化や合併症の発生を予防する効果は証明されているそうです。

K　予防接種が効くかどうかは、リンパ球が長く記憶するかという点に尽きるのかな？

S　免疫記憶を司るのはＴ細胞とＢ細胞で、自然免疫細胞（好中球・マクロファージ・樹状細胞）は記憶を持ちません。一見リンパ球の独壇場に見えます。ところが、そうでもないのですよ。自然免疫細胞も働きます。

K　そういえば、ＮＥＴとＨＩＶウイルスの話で、三番目にでてきた樹状細胞は病原体を食べるだけでなく、他の免疫細胞に病原体の情報を伝えること、とあったね。

S　そうですね。リンパ球にウイルスの情報を伝えるのですから、ワクチンの効き方に関係ありそうだといったところです。ところで、ワクチンの中になにが入っているのか、成分をご存知ですか？

K　知らないな。菌が入っているのかな。

S　病原体のウイルスや細菌が持っている病原性を弱めたものが入っています。菌がつくる毒素で、同じように毒性のない状態にしたものもあります。主成分はそういって差し支えないでしょう。しかし、今日お話ししたいのは、ワクチンに入っている別なものについてです。

K　ワクチンには菌以外の別な成分が入っているの？

S　ワクチンの瓶に貼ってあるラベルを読む機会は少ないと思いますが、よく見ると添加物があるんです。

K　保存料のようなものかな。体に悪くないのかね。

ワクチンアジュバント

S　重要なもので、「ワクチンアジュバント」と呼ばれます（図1－7）。実はこれがないと、多くのワクチンは効果が出ないのです。アジュバントの語源は、ラテン語の「助ける」という意味をもつ「*adjuvare*（アジュヴァーレ）」です。現在は、ワクチン抗原と共に体に投与され、ワクチンの効果を増強する物質の総称です。

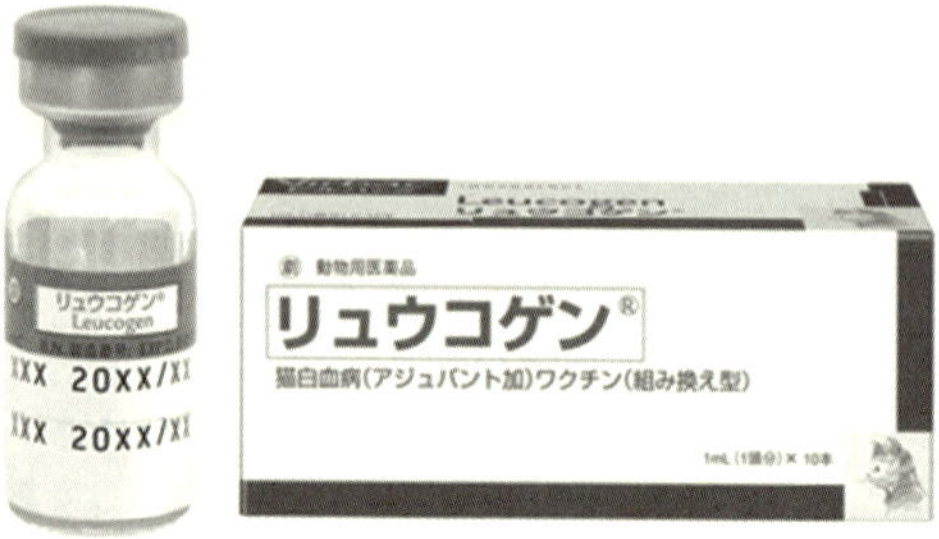

図1–7　ワクチンに必須のアジュバント
ヒト用だけでなく、ネコなどペット用ワクチンにも入っているアジュバント。われわれは、知らないうちにお世話になっている。
写真：©Virbac Japan Co., Ltd. 提供
http://www.virbac.jp/product/vaccine/Leucogen.html

K　ほう。ワクチンには、そんなものが入っていたんだね。最近になってワクチンに入れられるようになったの？

S　それが、アジュバントの歴史は結構古いんです。１９２０年代にいわゆるミョウバン（アルミニウムの化合物）がジフテリアや破傷風の毒性効果を増すことが発見され、ワクチンとして製剤化されました。

K　また新しい研究成果かと思ったよ。ミョウバンって温泉の湯の花じゃなかった？

S　その通りです。ミョウバン（Alum（アラム））の最も一般的なものはカリウムミョウバンと呼ばれるもので、アルミニウムとカリウムの硫酸塩です。ちなみに、カリウムミョウバンを焼いて固めたものは、漬物の色を鮮やかにするので家庭でも使われてきました。

K　それなら知っているよ。ナスの漬物の紫色が鮮やかになるというやつだね。あんなものがワクチンに添加されているとは驚きだ。

S　アジュバントは、他にもいろいろありますよ。植物油や流動パラフィンのような油性のものも使われました。ワクチンの主成分である抗原が体液に溶けにくく患部に長時間とどまるため、抗原と免疫細胞の接触時間を延ばせると考えられます。

K　油もワクチン増強剤になるんだね。でもミョウバンは、なぜワクチンの効果を増

アラムアジュバント

強するの？

S　それが、ミョウバンに限らず、アジュバントがどうしてワクチン効果を増強するのか長らくはっきりしなかったのです。それにもかかわらず使われ続けたので、ワクチン研究者の間では、アジュバントの話題は一種のタブーとなっていました。優れた免疫学の教科書 *Immunobiology* の著者である故チャールズ・ジャニュウェイ博士は、アジュバントのことを〝Immunologists' dirty little secret〞と呼びました。ここでいう dirty とは汚いではなく、人に言えないということだと思われます。「免疫学者の人に言えないちょっとした秘密」ですね。

K　人に言えない秘密か。体に害がないのかも心配だし、分からずに使われたらたまらないね。

S　そこでご紹介したいのが、先ほどのアラム（ミョウバン）がなぜ、ワクチンの効果を増強させせるかを詳細に検討した論文です。

K　ほう。ついにきたね。でも数々のアジュバントの中で、どうしてアラムが研究対象なんだい。

S　日本はワクチンの先進国アメリカに比べると、アジュバント添加ワクチンの実用化が大幅に遅れています。その中にあってアラムはよく使われている方です。百日咳、ジフテリア、破傷風の三種混合ワクチン、B型肝炎のワクチン、肺炎球菌ワクチンにも含まれています。ただ、本来はIgG（免疫グロブリンG）という抗体を作らせるためのアラムアジュバントが、IgE（免疫グロブリンE）というアレルギーの原因になる抗体も作らせるという副作用を起こすことが知られます。

K アラムがどのようにワクチン効果を増強させるかが分かれば、副作用をなくすこともできるかもしれないね。どうやって効くんだい。

S 菌やウイルス、それにワクチンの主成分である抗原と違ってアラムは直接免疫をコントロールするわけではなく、いったん自然免疫細胞に食べられることで働きます。

K 好中球などの自然免疫細胞は何でも食べるんだったね。

S そうです。実験にはマウスを使っています。アラムアジュバントをOVA（オーブイエー）というタンパク質を抗原として、一緒にお腹に注射し、その後に起こる生体反応を観察しました。すると、アラムアジュバントを投与した場所にたくさんの好中球が集まってきて、細胞死を起こしていることが分かりました。

K 細胞死って、好中球が死んだのかい。それでワクチンは効いたの？

S マウスの血清（血液の中の澄んだ成分）に存在するOVAに特異的、つまりOVAにしか対応しないＩｇＧ抗体と副作用の原因であるＩｇＥ抗体がどのくらいできているのかを測ったところ、アラムを使わない実験と比べて、使ったほうが確かに増加していました。壊れて死んだ好中球に反応して、Ｂ細胞が抗体を大量に作ったわけです。

アラムはなぜ効く？

K　まさか、またＮＥＴかい？

S　そうです、そのとおり。顕微鏡で壊れた細胞を観察したところ、驚いたことに、アラムを食べて壊れた好中球が自らのＤＮＡを網状に吐き出していました。

K　ＨＩＶのところで出てきたＮＥＴと同じだね。ＤＮＡの網だよね。

S　まさにＮＥＴと同じ現象です。しかしＨＩＶを絡めて捕え、体内で増殖させないという目的があるＮＥＴに対し、アラムで壊れた好中球から放出された網状ＤＮＡには捕える相手がいません。

K　それでは、好中球から放出されても意味ないだろうに。

S　ところが、ＤＮＡにはウイルスを捕える以上に大事な役目がありました。実はワクチンの免疫を活性化するアジュバント効果は、この網状のＤＮＡが引き起こしていたのです。アラムそのものではありませんでした（図1－8）。

K　アラムは意味がなかったの？　昔から長く使われてきたアジュバントではなかったっけ。

S　そのとおりですが、アラム自体に免疫を活性化する力はありませんでした。食べられて、細胞を中から壊す役目だったのです。その結果、放出された自分の網状ＤＮＡが免疫を活性化しワクチンを増強していたわけです。

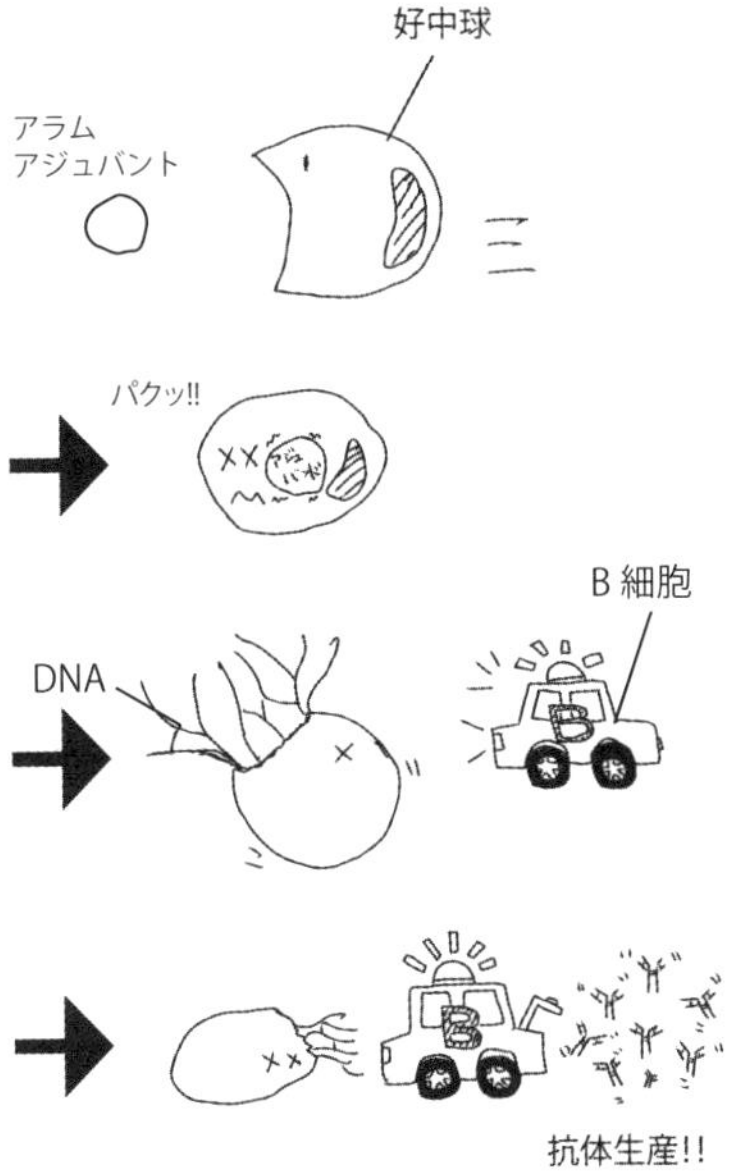

図 1-8　アラムアジュバントの働き
ワクチンの主成分（抗原）の働きを飛躍的に高めている重要な成分がアジュバントだ。その中でもアラムアジュバントは、免疫細胞にいったん食べられて中から壊すことで、ワクチンの効果を高める。

K　それは驚いた。ということは、アラムなんか注射せず、最初からワクチンにＤＮＡを混ぜて打ったらどうかね？

S　まさにそのとおりで、それも実験しました。マウスのＤＮＡを精製し、抗原タンパクと混ぜ、マウスの腹腔（お腹の空間）に投与しました。その後マウスの血清に存在するＯＶＡに特異的なＩｇＧ抗体とＩｇＥ抗体の量を測ったところ、アラムアジュバントを投与したのと同等のアジュバント効果が得られました。つまり、ＤＮＡのみでアラムアジュバントの代わりになるほど十分なワクチン効果が得られたのです。ちなみに、ＨＩＶを飲み込んで破裂した好中球から放出されたＮＥＴ（「４　ひもだけじゃない！　網になって働くＤＮＡ」参照）からも免疫活性化の効果が得られています。

ＤＮＡが免疫を活性化

Ｋ　自分の好中球のＤＮＡでなければアジュバントとして効かないのかな？

Ｓ　そんなことはありません。ＤＮＡには昔から免疫を活性化する効果があると考えられ、ＣＰＧ（シーピージー）と呼ばれる特定の塩基配列が注目されてきました。マウスとヒトでは少し配列が違いますが、いずれも10文字程度の短い配列のＤＮＡで、個体差・個人差はありません。

Ｋ　ＤＮＡに免疫の増強効果があるとは、どういうことなんだろう？

Ｓ　ＤＮＡは細胞内の核の中で大事に保護されています。これが細胞外に放出されるということは、体内に重大な障害が生じたと考えられます。外傷で細胞が傷つくか、病原体が細胞内に侵入するかなどです。こうした非常事態に対して免疫システムは、より強く働きだすように見えます。

7　二度目は素早く反応。再感染に備えて

B細胞の抗体産生

K　ここまで、ワクチンの効果を増強するのにアジュバントと自然免疫細胞の働きが重要ということだったね。免疫細胞が病原体を記憶して二回目以降の侵入に強く働くというなら、抗体をつくるリンパ球の話をもうちょっと聞きたいね。リンパ球は何をしているのか。

S　それでは、ワクチンをつくるときのリンパ球の仕事の話しをしましょう。リンパ球には、先ほど申し上げたようにT細胞とB細胞があります。抗原という体にとって有害と判断した侵入者に対して、抗体というタンパク質をつくるのは、すべてB細胞です。

K　B細胞は自分で侵入者の情報を得るのかね。

S　T細胞から受け取る場合とB細胞が直接抗原を捕まえる場合があります。

K　B細胞もマクロファージみたいに細胞を食べるの？

S　いいえ。細胞の表面には、B細胞特有の鍵穴にあたる受容体というものがあって、

鍵にあたる抗原を直接キャッチできます。ただし、捕まえられる抗原は、一つの細胞につき一種類だけです。

K 結核には結核の、マラリアにはマラリア専門のB細胞があるということだね？

S はい。それが病気に対するリンパ球の特異性に他なりません。

K ちょっとまて。入ってきたばかりの侵入者が鍵ならその鍵穴はすぐにつくれるのか？

S 大量につくる（B細胞の増殖）には数日かかります。ですので最初の侵入のときを一次免疫応答といいますが、この時はちょっと免疫がはたらくのに時間がかかるわけです。

K なるほど。熱が出たら無理せず体を休めたほうがよさそうだな。戦ったB細胞は体のどこかに残るのかね。

S そう思いたくなりますが、実は違います。病気が治れば用済みです。対象の侵入者がいなくなれば、抗体を作った担当のB細胞は死んでしまうのです。

K 用済みのB細胞はいなくなるの？　それは意外だった。

S 抗体は、外来の病原体という敵がいるときは必要なものですが、いつまでも出続けたら自分の体を傷害しかねませんからね。抗体を出すB細胞ごと消えてもらうよ

結核には結核のB細胞

免疫記憶

うです。

K そうすると、ワクチンによる免疫記憶というのは実に不思議だ。一度感染症にかかったら二度目は重症化しにくいというが、肝心のことを記憶した細胞が死んでしまったのではね。

S 実はそこが免疫システムのよくできたところです。病原体に接触して増殖したB細胞は、抗体を出すものと記憶するものに分業が行われます。

K B細胞の分業？　では、死ぬのは抗体を出したやつだけかね？

S はい。記憶を担当するB細胞は、病気が治って抗体を出したB細胞が死んだ後も記憶を維持したまま生き続けます。そして、この記憶細胞は次の感染時には抗体をつくる細胞に素早く変わります。

細胞分化

K 細胞の仕事が変わることもあるんだね。

S 細胞の機能や見かけが変化することを「分化（ぶんか）」といいます。細胞の分化は通常は不可逆的、すなわち元の状態には戻れません。例えば、幹細胞（かんさいぼう）（stem cell）という万能分化細胞がいったん肝臓の細胞に分化したら、再び幹細胞に戻ることはないのです。iPS（アイピーエス）細胞は別ですが。

K 何気なく、難しい話をしているような気がする。幹細胞というのはなんだい。

幹細胞

S　いろいろあって詳しくは説明が難しいですが、複数の種類の細胞に分化する能力を持つ細胞です。幹細胞が存在する場所や環境でその後どういう細胞になるかが決まります。例えば肝臓にある幹細胞は肝幹細胞といって分化して増えて、肝臓組織になります。骨髄にあるのは造血幹細胞で、赤血球や白血球などに分化してすべての血液細胞となります。通常の分化後の細胞、例えば赤血球は幹細胞に戻ることはありません。

K　そうか。肝臓は切って移植しても増えると聞いたことがあるぞ。で、つまり抗体をつくる細胞は元には戻れないから抗体をつくり続けるわけだ。抗体を止めるには抗体をつくる細胞が死なないといけないわけだね？

S　そうです。それで生き残った記憶細胞もそのままで一生を終えるのではなくて、二度目の感染時には、抗体をつくる細胞に分化して闘う必要があるんです。

K　そう聞いても、一度目の感染時より二度目の感染時に抗体をつくるのが速いのはなぜか、よく分からないね。もしかして、そこがこの話の味噌かな？　何が変わるんだい？

S　そのとおりです。いい質問です。まず、一度も病原体、つまり抗原にさらされていないＢ細胞をナイーブ（未成熟）Ｂ細胞と呼びます。抗原に接触した記憶を持つＢ

メモリーB細胞

細胞を、メモリーB細胞と呼びましょう。この二つを比較したらどうして抗体を速く作れるかが分かるはずです。

K 一度病原体に接触した記憶を持つということは、細胞の中に何か取り込んだのかな？　例えばヒトの脳に何かが記憶されるときは、特定の部位が活性化すると聞いたことがある。

S よく御存じですね。たしかに脳は記憶を司る部位が決まっていて、そこに記憶が書き込まれるという言い方をします。海馬や大脳皮質という言葉を聞いたことがあるかもしれません。海馬で記憶したものを整理整頓して必要なものや印象的なものだけ大脳皮質に溜め込みます。こう考えると、脳の中の情報が増えているのは確実です。

K それにならうと、メモリーB細胞には、「抗原に接触した」という新しい情報が書き込まれたのだろうか？

S メモリー（記憶）と呼んでいますからねえ、そう考えたほうが自然ですが、この疑問に対する研究結果が出ています。しかし書き込まれていたのではなく、なんとメモリーB細胞からはあるものが無くなっていたのです。そのことによって、二度目の病原体接触時に抗体を素早く作れるようになっていました。

Bach2

K　細胞の中のなにかが減った？　未成熟のＢ細胞にあってメモリーＢ細胞にないもの？

S　それは、*Bach2*（バッハ）という遺伝子の発現量です。Ｂ細胞内部に存在するBach2というタンパク質の量と言ってもよいでしょう（遺伝子とタンパク質の名は、遺伝子を斜体で書いて区別します）。

K　また初めて聞く名前だね。Bach2というタンパク質は何をするものなの？

S　Bach2タンパク質は、抗体産生細胞の分化に必要な他のタンパク質の、Blimp1（ブリンプ）の発現を抑える働きをしています。

K　どうやってタンパク質が他のタンパク質ができるのを抑えるの？

S　具体的には、Bach2タンパク質は、Blimp1というタンパク質をつくる設計図にあたるＤＮＡに貼りついて邪魔をしているのです。そこでBach2タンパク質が減ると邪魔ものがいなくなって抗体産生細胞分化に必要なBlimp1タンパク質が作られやすくなります。

K　それがナイーブＢ細胞とメモリーＢ細胞にも起きているのか？　どうなるだろう？

S　Bach2タンパク質の量を比べると、ナイーブＢ細胞よりメモリーＢ細胞の方が減少していました。

K　それでもう抗体を作り始める？

S　そこからさらにBach2タンパク質が減少すれば、メモリーBは抗体産生細胞への分化が促進され抗体が作られ始めます。

K　さらに減少？　メモリーB細胞でどれぐらいBach2タンパク質が減っているのかね。

S　最初の感染、つまり抗原との接触で、平均でナイーブB細胞の5分の1ほどまで減っていました。

K　つまり、一回目の病原体との接触でB細胞のBach2タンパク質は減少する。このうち抗体をつくるのに至らなかったB細胞が、メモリーB細胞として残る。二回目の抗原との接触でメモ

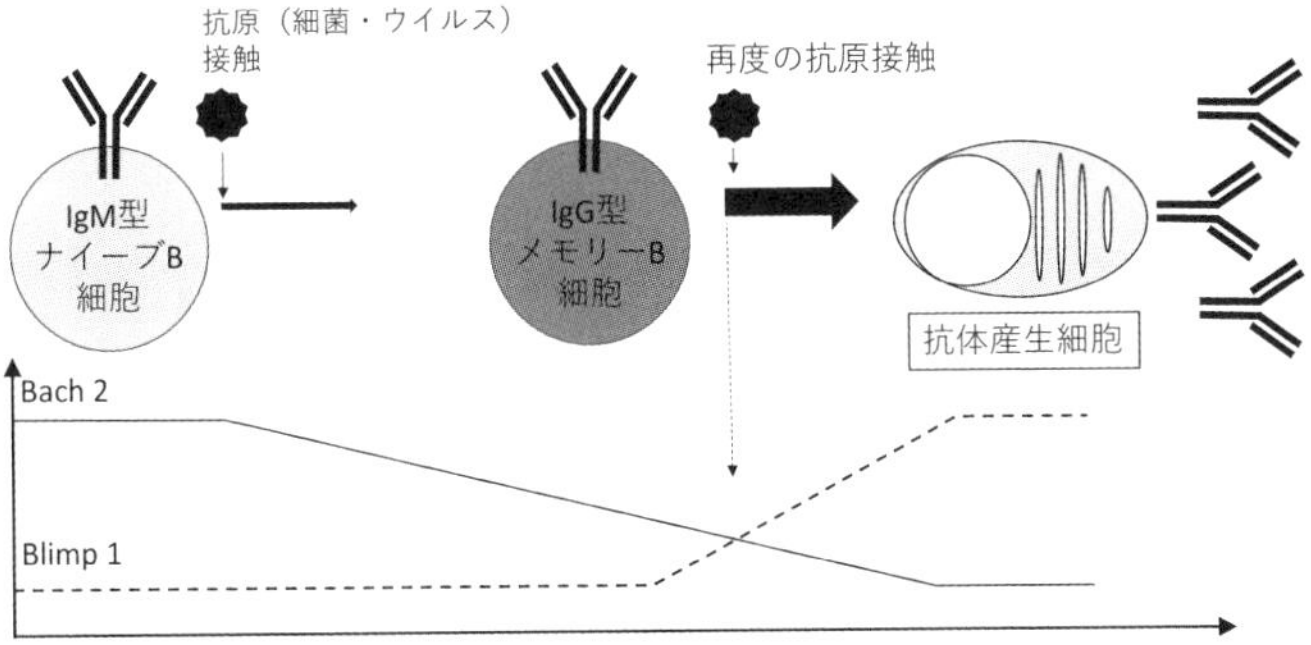

図1-9　Bach2タンパク質の減少で抗体が作られる

ナイーブ（未成熟）なB細胞は、病原体との1回目の接触でBach2を減らしメモリーB細胞となる。2回目の接触ですぐにBach2の底が尽き、Blimp1増加から抗体が作られ出す。予防接種による“病気の記憶”とは、この現象を利用している。（黒崎知博教授（大阪大学）より提供。一部改変）

リーＢ細胞の残りの Bach2 タンパク質はすぐ底を尽き、抗体細胞への分化が一気に抗体が作られ始める（図１－９）。

S　そうです、おっしゃるとおり。ちなみに、抗原との接触とは別の手法でナイーブＢ細胞の *Bach2* 遺伝子発現量を減少させると、抗体産生細胞への分化能は大幅に増えました。このことは、Bach2 タンパク質の減少が抗体産生に重要であることを裏付けます。

K　記憶というから書き込みだと思ったけれど、変わった方法だね。Bach2 タンパク質がなくなることで抗体づくりのスイッチが入るみたいだね。

S　免疫細胞の記憶は、脳神経系の複雑な記憶システムとはまったく別なもののようです。もともと個々のリンパ球の病原体を担当する役割がきっちり決められているだけに、Bach2 タンパク質の量のような単純なしくみの、いわばＯＮ／ＯＦＦスイッチだけで本来の機能が働き出すのです。

8　ワクチン接種は昼間が効果的？（概日リズムと免疫）

S　少し難しい話しが続いたので、身近な話題をしましょう。身近なワクチンといえば予防接種でしょう。冬が来るたびにインフルエンザやノロウイルスなどが流行するので職場でもワクチンを接種したかどうかが話題になります。

K　受験を控えた子供がいると大変だ。うちの子供たちは、毎冬私が予防接種しない間は孫に近寄らせてくれないからな。

S　まあしかし、実際のところ、ワクチンを接種した効果は見えにくいものです。インフルエンザにかからなくても、はたしてワクチンのおかげだったのか？　分かりませんよね。もしかかってしまっても、ワクチンのおかげで症状が軽かったかもしれないので一概に不要とも言えないわけでして。

K　それぞれの接種はそれなりに料金もかかるし、なるべく効果的な予防接種を願いたいものだな。

概日リズム

S　比較的新しい論文で、哺乳動物の概日(がいじつ)リズムとワクチンの効果が検証されています。

K　概日リズムとは？

S　分かりやすく言うと、体内時計ですね。ヒトはもちろん他の動物、植物の多くが持っています。ヒトの場合、地球の自転に近い24〜25時間の周期で生理的な現象が変動します。

K　朝明るくなったら目が覚めて、夜になったら眠くなるということだね。

S　大ざっぱにいえばそうでしょう。朝目から光が入り体内時計はリセットされます。体の生理周期がきっちり24時間でなくても朝リセットすることで毎日規則正しい生活が送れます。

K　それとワクチン接種の効果と、どういう関係があるって？

S　マウスを使った実験では、夜間のワクチン接種の効果が高いそうです。

K　効果が高いとは具体的になにが起こるの？

S　体の中で抗体が大量にできるということです。夜間の接種の方が昼間の最大で5倍程度の抗体価が計測されました。

K　ということは、予防接種は夜にするのがいいということかね？

S　マウスは夜行性ですからね。夜行性の動物の実験結果ですから、ヒトは逆ですね

（図1－10）。

K　なるほど。私たちは昼間にワクチンを受けるのが効果的というのは分かったが、どうしてそうなるんだろう？

交感神経と副交感神経

S　マウスの交感神経の活動が高まる時間帯に関係があります。すなわちマウスは夜間に交感神経の活動が高まって免疫応答が高まるということです。交感神経が高まるというのは、活動しているときで、一つをあげれば心臓がドキドキしている状態です。これは脳神経系の活動が高まる時間帯で、ヒトなら活動している

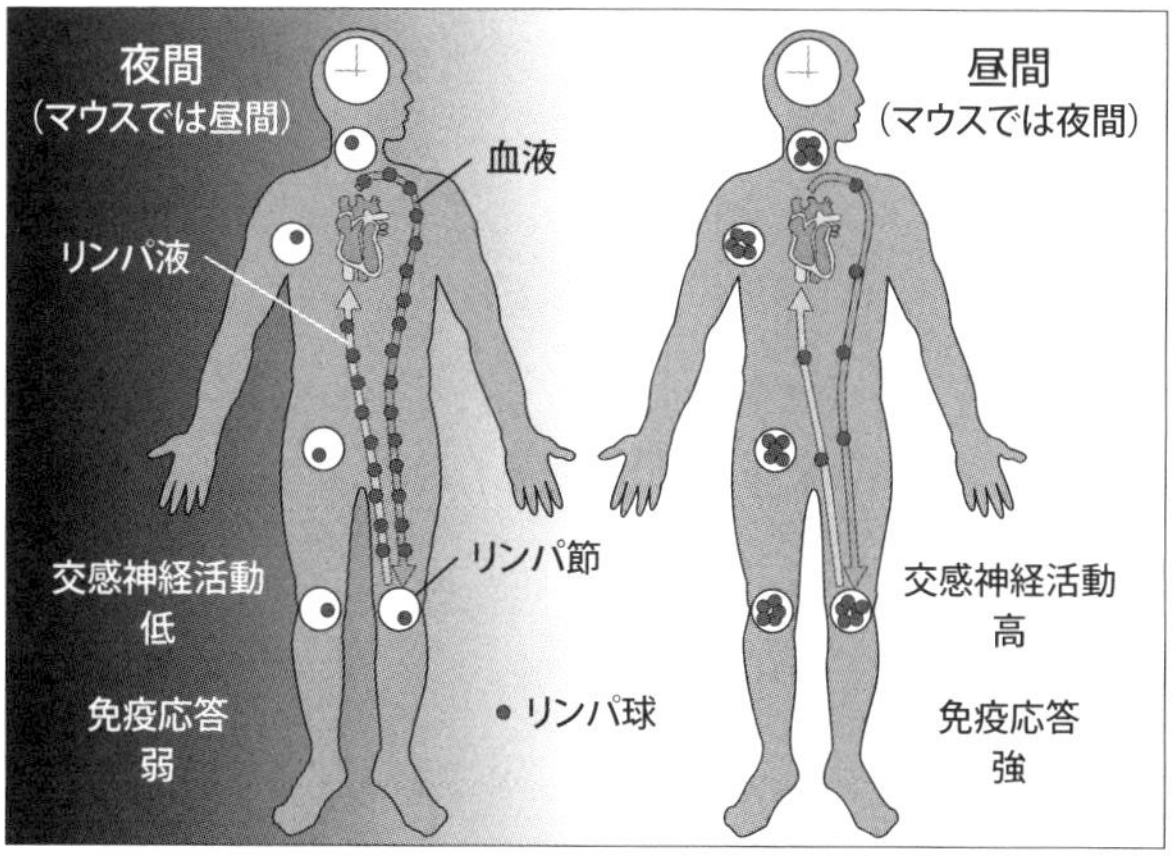

図1-10　ヒトは昼間に免疫応答が強くなる
神経が高ぶり心臓がドキドキしているとき、アドレナリンの働きでリンパ球はリンパ節にとどまり、病原体との接触に備えている。この時間帯にワクチンを打つと、より多くの抗体が作られる効果的な予防接種が期待できる。

昼間の方が高まるのは経験上明らかでしょう。この逆が副交感神経系、休息しているときで、例えば食事をして消化器系の働きが高まるとき、つまり時間帯で言えば夜間です。

K　心臓のドキドキと免疫の関係がいまひとつ分からないな。

S　交感神経の働きが活発なとき、アドレナリンというホルモンが多く分泌されて興奮を伝えます。

K　それは聞いたことがある。戦闘状態になったときに出るんだろう。

S　そうですね。神経細胞のアドレナリンを受け取る部分をアドレナリン受容体といいますが、受容体は実はB細胞の表面にもあります。

B細胞のアドレナリン受容体

K　ということは、興奮はB細胞に伝わりB細胞も興奮して全身を駆け巡るのか？

S　そういうイメージに取りたくなりますが、事実は逆でして、むしろ動かなくなります。

K　こういう時こそ出動しなくていいのか？　B細胞はこういうときはどこにいる？

S　普段、B細胞などのリンパ球が多くいるのはリンパ節という器官です。ここからリンパ管を通って全身に運ばれていくのですが、アドレナリンの信号が伝わるとB細胞はリンパ節から出ていけず、リンパ節でじっとしているようになります。

K　そこでじっとしている方がいいという指令か。

S　リンパ節はB細胞やT細胞などが運ばれてきた抗原の情報と出会う場です。B細胞がリンパ節にとどまっているというのは、実は強い免疫応答を起こす準備なのかもしれません。

K　そうか。われわれが昼間活発に動いているとき、感染や、けがに備えてリンパ節でじっとしているんだね。忙しいサラリーマンは夜間の受付終了間際に予防接種を受けに行きそうだけど、忙しい人ほど出勤前に行ってきちゃうほうがよさそうだな。

S　活発な活動時間帯には、病原体や天敵にも出会いやすいと言えます。そこで進化の過程でアドレナリンという活動状態を示すホルモンの分泌を通して免疫系を高めるという方向にいったのかもしれません。生物は生き残りのため、神経と免疫の両輪を必要としたのでしょう。

９　効果的なワクチンの開発に向けて（制御性T細胞の働き）

K　抗体をつくるＢ細胞の話はいろいろ聞いたけれど、同じリンパ球のＴ細胞もワクチンや抗体づくりに働いているだろう?

S　もちろん、Ｔ細胞は免疫の司令塔と呼ばれる細胞ですから、ワクチンや抗体はもちろん、あらゆる免疫反応で大事な働きをしています。

K　私も今日のために少し免疫学を予習してきたけど、Ｔ細胞はいろいろなところで出てきたね。いくつか名前も異なるものに分類されていた。

S　Ｔ細胞の代表は、ヘルパーＴ細胞という免疫の指令塔的な役割を持つ細胞と、キラーＴ細胞という攻撃的なＴ細胞です。

キラーT細胞

K　攻撃といっても、マクロファージや好中球も充分攻撃的だと思うよ。病原体を丸ごと食べてしまうんだから。

S　キラーＴ細胞の攻撃性は、マクロファージや好中球のような食細胞とは質が違います。まず、相手を食べるのではなく、外側から細胞を破壊することです。具体的には、細胞に穴を開けてから内部を破壊する物質を注入したり、細胞表面にあるアポトーシス（自殺遺伝子）を起こすスイッチを押したりします。

Ｋ　見さかいなく食べるより、理にかなった殺し方をするね。

Ｓ　さらにキラーＴ細胞に特徴的なのは、相手を選ぶことです。自分が戦うべき特定の敵にだけ攻撃を仕掛けます。

Ｋ　７節での話しでは、結核には結核専門の、マラリアにはマラリア専門の抗体をつくるＢ細胞があるということだった。それと同じようなことかな？

Ｓ　そのとおりです。Ｂ細胞表面には特有の受容体があって抗原の情報を受け取りましたが、Ｔ細胞の表面にもＴ細胞受容体という抗原の情報を受け取るものが存在します。そして、自分の受容体に合う相手だけを攻撃するのがキラーＴ細胞なのです。

Ｋ　自分に合う敵とは、ウイルスや細菌の毒素などだね？

Ｓ　それだけでなく、ガン細胞、いわば自分でなくなった自分ともいえる細胞も含まれます。ガン特有の抗原を見つけ、それを表面に出している自分の細胞を殺すのもキラーＴ細胞です。

Ｋ　相手を見分けるということでは、Ｔ細胞はＢ細胞と同じだね。ということは、免疫記憶も持つのかな？

S　そうです。T細胞もいったん抗原に接触したのち記憶T細胞に変化するものが残ります。そして、二度目の抗原接触時には、担当のキラーT細胞がすばやく細胞分裂して敵を殺しにかかるのです。

ヘルパーT細胞

K　ところでヘルパーT細胞というのは何をしているの？　ヘルパーというからにはキラーT細胞を助けてくれるんだろうね？

S　もちろんです。助けるというより、ヘルパーT細胞の指令がなければキラーT細胞は働きません。ただの眠っている細胞といっていいでしょう。

K　指令というのはどうやって出すの？

サイトカイン

S　ヘルパーT細胞はサイトカインと呼ばれるタンパク質を放出し、キラーT細胞を活性化します。そうすると攻撃にかかるのです。インターフェロン・ガンマ（IFN－γ）という名前を聞いたことがあるかもしれませんが、キラーT細胞を活性化する代表的なサイトカインです。活性化したキラーT細胞はガン細胞をよく殺すので、インターフェロンは抗ガン剤という知識を持っている人は多いでしょう。

キラーT細胞を活性化

K　友達が肝炎でインターフェロンの注射を受けると言っていたぞ。それなら私も聞いたことがある。さすがヘルパーと言いたいところだが、単にキラーT細胞に働けと指令を出すくらいで司令塔と呼べるかな？

Th1とTh2

S　確かにそうですね。ヘルパーT細胞には別の大事な役割もあります。「7　二度目は素早く反応。再感染に備えて」に登場したB細胞の抗体産生ですが、あれもヘルパーT細胞の指令による働きだったのです。やはりサイトカインで揺り起こされるまでB細胞は眠っているようなものです。

K　抗体をつくるB細胞と細胞を殺すキラーT細胞を両方束ねているので司令塔でヘルパーと呼ばれるんだね。

S　ただの司令塔ではないんです。実は細胞の殺し屋キラーT細胞と抗体を出すB細胞は一種のライバル関係にあり、お互い牽制しあっています。

K　それは穏やかじゃないね。牽制しあうとは？

S　キラーT細胞を活性化するものを「1型ヘルパーT細胞（Th1）」、B細胞を活性化するものを「2型ヘルパーT細胞（Th2）」といい、お互い相手を抑制しようとします。つまり、1型ヘルパーT細胞によるキラーT細胞の活性化が強いときはウイルスやガンに抵抗力がありますが、抗体産生が弱まります。逆に2型ヘルパーT細胞によるB細胞の活性化が強いときは寄生虫感染には強くても、ウイルスやガンに対して弱くなることがありえます（図1-11）。

K　もともと一緒になって体を守らなければいけないのに内部で抗争するとは、旧日本軍における海軍と陸軍の確執のようだね。そうなると、Ｔ細胞の仕事にはバランスが大事だね。

S　そのバランスを取っているのがヘルパーＴ細胞なので、免疫の指令塔と呼ばれるわけです。

K　寄生虫がいなくなったのでアレルギーや花粉症になったというのもこれと関係あるのかな？

S　本来、ある程度の２型ヘルパーＴ細胞が働かなければいけないのですが、生活環境がきれいになって働く相手（寄生虫）がいないので、花粉など比較的害のない抗原に過剰に反応していると考えられます。

K　ヘルパーＴ細胞とキラーＴ細胞、それ

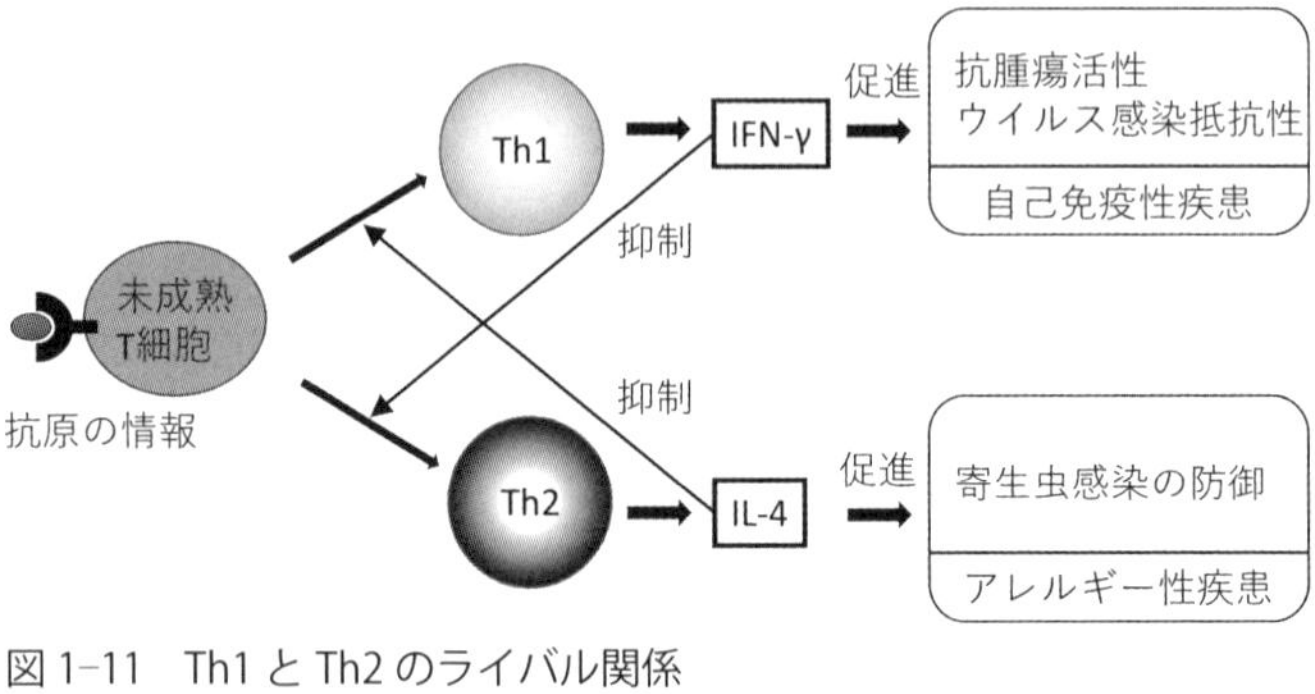

図1-11　Th1とTh2のライバル関係

１型ヘルパーＴ細胞（Th1）と２型ヘルパーＴ細胞（Th2）は、ともに外敵から身体を防衛する免疫システムの「兄弟」にも関わらず張り合っている。どちらの勢力が強くなりすぎても身体にとって良いことはない。

にB細胞ときて、リンパ球の役者がそろったね。

S　そう思えるのも無理ありませんが、まだ紹介しなければいけない大事な役者がいるんですよ。

K　そうなの？　教科書で予習したら、主な免疫学細胞はリンパ球3種類と、食細胞マクロファージと好中球、それに病原体情報の運び屋の樹状細胞、これだけだったと思うけど。

S　失礼ながら、少し古い本を読まれたのかもしれませんね。「制御性T細胞」の名前はありませんでしたか？

K　えっ？　そんなの載ってなかったな。

制御性T細胞

S　制御性T細胞（Regulatory T cell）は、その名の通り免疫反応を制御しているわけですが、特に負に制御する、すなわち免疫反応にブレーキをかける細胞です。制御性T細胞は数多くの免疫反応や免疫病を抑制するように働いています。

K　具体的には、どのような病気かね？

自己免疫疾患

S　代表的なものは、自己免疫疾患と呼ばれる免疫病の数々です。自己免疫という名前が示す通り、自分の体を守るべき免疫が自分の体の組織を攻撃してしまう病気です。特定の臓器や組織に生じるタイプと全身性のタイプに分けられます。1型糖尿病（腎臓）、潰瘍性大腸炎（大腸）、バセドウ病（甲状腺）などが前者の代表です。後者としては、多発性硬化症や全身性エリテマトーデスという病名を聞いたことがあるでしょうか。

K　難しい名前のものが多いね。難病だと思うが、患者の数は多くはないのでは？

S　難病に指定されている病気の多くが自己免疫疾患ですが、決して珍しい病気ばかりではありません。関節リウマチもその一つで、自己に対する抗体ができて、主に手足の関節の滑膜（コラーゲン繊維）を攻撃して侵します。その結果、関節の変形とそれに伴う苦痛が生じるのです。リウマチは、代表的な炎症性自己免疫疾患の一つです。

K　自己抗体以外にそれらの病気に共通点はあるのかね？

S　一部の病名にも「炎」の字が入っていますが、多くの自己免疫病に「炎症」という共通点があります。自己免疫疾患にかかった患者さんの多くは、炎症の症状、つまり腫れや熱・痛みに苦しむのです。また局所が痛まなくても、全身が熱っぽくだるくなり仕事に集中できないという症状の自己免疫疾患もあります。こういった炎症を抑えるのが制御性T細胞というわけです。

炎症

K　制御性T細胞はそんな重要な細胞なのに、私が読んだ教科書には書いていなかったな。実は、大学生になった孫がもう使わないからとくれた高校生物の教科書で予習してきたんだけど。

Ｓ　わけあって、特に日本では、制御性Ｔ細胞が生物学や免疫学の教科書に載るのが遅れました。そのおかげで少し古い本には載っていないのです。私が編集に関わった高校生物の副読本で制御性Ｔ細胞が載り始めたのは、２０１４年に入学した生徒さんからです。

Ｋ　なるほど、それ以前に使っていた孫の教科書には載っていなかったわけだ。

Ｓ　そうした事情をお話しするのは別の機会にするとして、ここでは制御性Ｔ細胞の機能の話題に戻しましょう。ある特定の免疫反応を抑えるというより、免疫全体に抑制的に働くのが制御性Ｔ細胞の特徴です。

Ｋ　腫れ・熱・痛みといった炎症は免疫反応によって生じるものだね。したがって、免疫機能を抑える制御性Ｔ細胞が炎症を抑えるということは、われわれの体にとってきわめて重要な味方だね。

Ｓ　もちろん炎症を抑える方がわれわれにとって楽なことは多いのですが、炎症自身にも大いに意味があります。われわれは痛みがあるから体の変調に気づくわけですし、けがをした局部が熱を持ち赤く腫れるのは免疫細胞が全身から集まってきて病原体と戦っていることを意味します。

Ｋ　ということは、単純に炎症や免疫機能を抑えるだけでは体に良いとは言えないね。

Ｓ　免疫機能には常にバランスが必要ですが、制御性Ｔ細胞には特にそれが求められます。その免疫抑制機能が働かないと、免疫は暴走して自己免疫疾患となります。反対に抑制しすぎると、体を外敵から十分に守れません。例えば、病原体に感染した際に制御性Ｔ細胞が効きすぎると抗体が作れない、とか。

Ｋ　そうなら、ワクチンを接種しても効かないんじゃないの？

Ｓ　そうした疑問に答える論文が、大阪大学から出ました。

Ｋ　ほう。どうしたら予防接種がうまくいくかという研究？

Ｓ　あくまで制御性Ｔ細胞を扱う立場からですが、そういえるでしょう。というのも、先ほど話したアジュバントの効果など、ワクチンがいかにして効くかには複数の要素が絡んでいますので。

Ｋ　なるほど。それで、制御性Ｔ細胞でどのような実験をしたの？

Ｓ　普通のマウスと、制御性Ｔ細胞を除去したマウスそれぞれに抗原を注射して、その後のＢ細胞の抗体産生能力を調べました。

Ｋ　マウスというのはネズミのことだよね。実験には、ネズミを使うんだね？

Ｓ　ヒトももちろん制御性Ｔ細胞を持っています。しかし、ある細胞を除去したり、細胞の機能を無くしたりするのは命に関わるかもしれない実験なので、当然ヒトではできません。そこで、クリーンで実験条件が整ったマウスを使うわけです。

K　なるほどね。それで、制御性T細胞を除去したマウスはどうなったの？

S　普通のマウスよりも、B細胞がつくる抗体の量は増えました。制御性T細胞によって抗体産生能力を抑えられていたため、その除去によって抗体が作られるようになったわけです。

K　なんとなく予想通りの結果といえるね。でも、制御性T細胞はB細胞をどうやって抑えているのだろう？

S　細胞が他の細胞の働きを抑えるというと、直接邪魔をしているように思われますが、制御性T細胞がB細胞を押さえつけているわけではありません。B細胞を補助する別のT細胞を抑制することで、間接的にB細胞の抗体産生を抑えます。

濾胞性ヘルパーT細胞

K　B細胞を補助する別のT細胞とは？

S　濾胞性（ろほうせい）ヘルパーT細胞といいます。名前は難しいですが、リンパ節中のT細胞の多くいる場所から濾胞（B細胞が多くいる場所）へ移動しB細胞の働きを調節する細胞と考えてください。濾胞性ヘルパーT細胞の重要な調節能力の一つが、未熟なB細胞を抗体産生B細胞へ分化させることです。

K　未熟なＢ細胞を抗体産生細胞に分化させるのは７の免疫記憶でも出てきたね。

S　濾胞性ヘルパーＴ細胞は、サイトカインと呼ばれるタンパク質を放出しＢ細胞を分化させたり、働きを調節したりします（図１－12）。

K　Ｂ細胞の立場から見ると、自分を抗体産生型に分化させてくれる濾胞性ヘルパーＴ細胞を邪魔していたのが制御性Ｔ細胞。そこで、制御性Ｔ細胞を除かれることで力を発揮し、抗体を作り出すということだ。

S　一回目の抗原接触のときはそうです。さらに制御性Ｔ細胞の除去によ

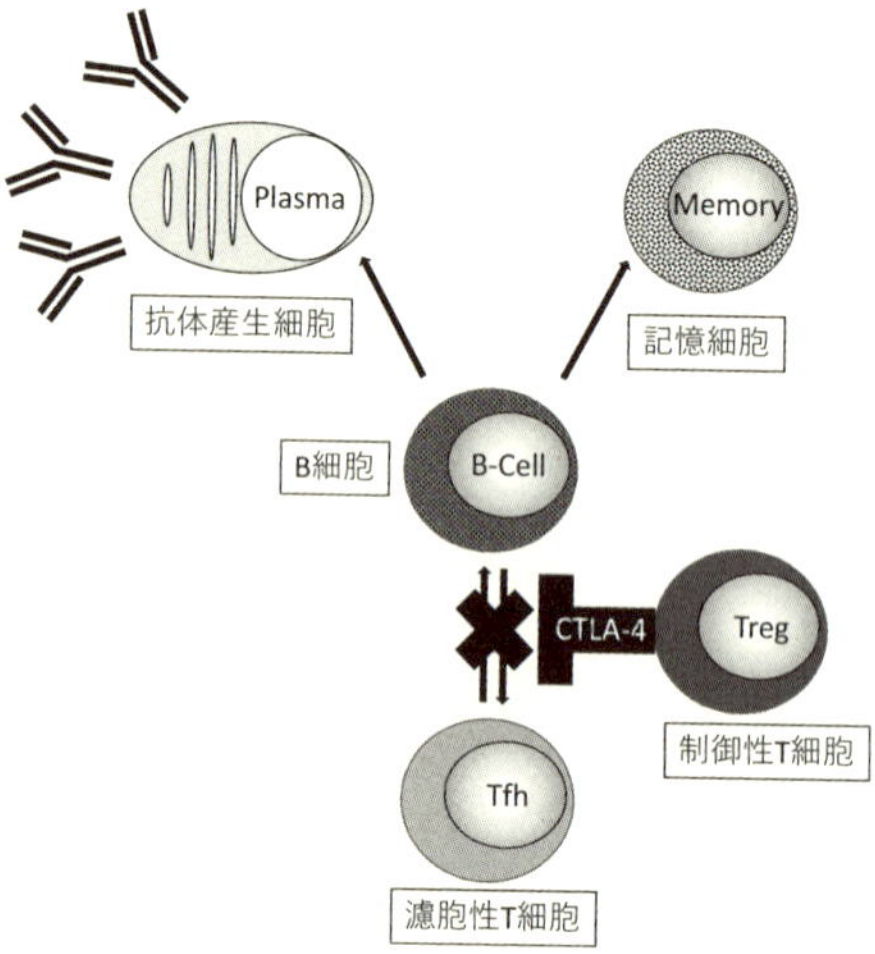

図 1–12　濾胞性ヘルパーＴ細胞を抑える制御性Ｔ細胞（Treg）

Treg の表面にある CTLA-4 の働きで濾胞性ヘルパーＴ細胞は抑えられ、その結果Ｂ細胞の作り出す抗体も減少する。Treg を抑えれば抗体は増えるが、それが過ぎると過剰な抗体で自己免疫疾患を起こす怖れが出てくる。

（坂口志文教授（大阪大学）より提供。一部改変）

りメモリーＢ細胞が増加したので、二回目以降のワクチン接種による抗体産生も増強しました。つまり最初のワクチン接種時に制御性Ｔ細胞を除去すれば、長期間の安定的な免疫増強が可能なのです。

K　実に分かりやすい結論だ。制御性Ｔ細胞を取り除けば、ワクチンがよく効くということか。

S　ところが、ことはそう単純ではありませんよ。たしかにワクチン接種時に制御性Ｔ細胞を短期間除去すると抗原特異的Ｂ細胞が増加します。しかし、制御性Ｔ細胞を長期間除去すると自己抗体の産生が増強されます。つまり、免疫機能のたががはずれた状態になり自己免疫疾患が生じる可能性があります。全身が炎症を起こすかもしれません。したがって、制御性Ｔ細胞を除去すべきは、あくまで接種初期の限られた期間のみです。

K　免疫抑制をはずし過ぎてもだめなのか。免疫の調節は難しいなあ。

S　もう一つ別な問題を考えてみましょう。制御性Ｔ細胞をマウスの体から取り去るのは可能でしたが、ヒトへの応用はまず不可能です。

K　そう言われてみれば、無理だな。そうすると、この方法は実験室だけの話でヒトには応用不可能なのかね？

S　ここで原点に戻って、制御性Ｔ細胞がどのような機能を使って濾胞性ヘルパーＴ細胞を抑えるかを考えてみます。

細胞の目印

K　制御性Ｔ細胞がつかう機能とは？

S　ある細胞をその細胞として特徴付けているのは、多くの場合、細胞表面から出ている目印のようなタンパク質分子です。制御性Ｔ細胞においてはその一つにＣＴＬＡ－4（Cytotoxic T-lymphocyte-associated antigen-4）という分子があります。名前は難しいですが、この分子があるため、制御性Ｔ細胞は濾胞性ヘルパーＴ細胞を抑えられるのです。

K　ということは、制御性Ｔ細胞そのものを除去しなくてもＣＴＬＡ－4を働かなくすれば制御性Ｔ細胞は働かなくなる？

S　はい。実際にＣＴＬＡ－4分子を欠損した制御性Ｔ細胞のマウスでは濾胞性ヘルパーＴ細胞とＢ細胞の増殖が観察されました。

抗体療法

K　ヒトにも応用可能だろうか？

S　体内のあるタンパク質分子を働かなくするために、その分子にはまる薬剤を投与して形を変えてしまうことが可能です。これは抗体療法と呼ばれ、すでにリウマチなどヒトでも実用化されています。ＣＴＬＡ－4の抗体を投与すれば制御性Ｔ細胞の働きは抑えられ、免疫機能増強に繋がります。

K　あるときは制御性Ｔ細胞を抑えてワクチン接種反応を増強させ、またあるときは制御性Ｔ細胞を増強して自己抗体の産生を阻害する。免疫治療において制御性Ｔ細胞は、ますます重要になりそうだね。最近まで教科書に載っていなかったのが不思議だ。

S　制御性Ｔ細胞の調節によって免疫を抑制したり増強したりすることが可能になれば、予防接種以外のさまざまな医療に応用可能でしょう。

K　例えば、ガンとかにも？

S　はい。ガン細胞はウイルスのような外来病原体ではありませんが、自己の細胞が異常増殖し、場合によっては免疫系の攻撃をかいくぐっています。本来働くべき免疫系を弱めているとも考えられます。そこで、先ほどの抗体投与で制御性Ｔ細胞のＣＴＬＡ－４の働きを抑えることで免疫の能力を増強し、ガン細胞への攻撃性を高めることが可能なはずです（第3章9の大腸ガンも参照）。

K　今後研究が進んで、うまく応用できるといいね。

S　私もこうした基礎研究が医療として実る日が来ることを願っています。

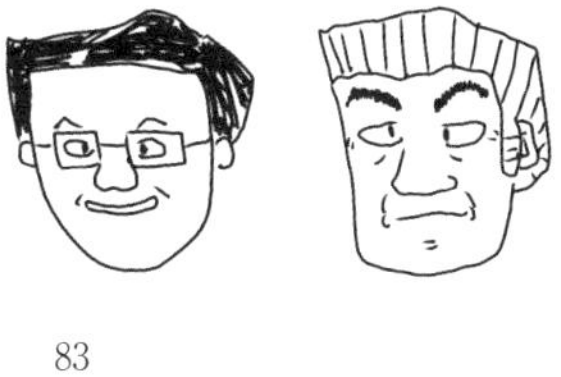

コラム１

制御性T細胞をめぐって

この時代、個々の論文の被引用数、すなわち「どれほど他の論文に引用されたか？」が即座に検索できる。ある研究者の論文が頻繁に引用されることは、その時代を代表する重要な成果をあげたことを意味するのだ。そして、西暦２０００年を少し過ぎる頃から顕著に被引用数が上がった研究領域と研究者が存在する。制御性T細胞とその発見者、坂口志文（さかぐちしもん）教授だ。

ヘルパーT細胞、キラーT細胞、B細胞といったリンパ球は、多くの研究者が長い時間をかけて発見し、その機能を特定していった。したがって、「ヘルパーT細胞の発見」によりノーベル賞を受賞したものは過去にいない。これに対して、制御性T細胞の発見ははっきりしている。１９９５年に坂口教授によってCD25という分子を細胞表面に持つヘルパーT細胞の一種として特定されたのだ。「免疫学最後の大発見」とも言われた。

それにもかかわらず、勝男さんとの対談で出てきたように、制御性T細胞は特に日本ではなかなか浸透しなかった。欧米では歯牙にもかけられない「サプレッサーT細胞」なるものが、まるで実在するかのように長らく主張され、実に２０１４年ごろまで高校理科生物の教科書に載り続けたのである。この「サプレッサーT細胞」とはなにか？　と問われると困る。正体が分からないものを説明するのは未確認飛行物体を正確に描写するようなもので、あえて書くなら「自分の免疫細胞を邪魔するキラーT細胞の一種」であろうか？　いずれにしろ、存在が証明できない「細胞」に振り回されるということは、世界標準の免疫学から日本が取り残されることを意味している。

このことを貴重な反面教師として、われわれは学ぶべきである。学会の権威者が主張すると否定することがいかに難しいか、世界の中で日本だけ特別でいられるのか、といった問題である。

科学者は途上国の民間療法や祈祷術を嗤（わら）うかもしれないが、先進国で真実が主張できない状況は笑えないほど滑稽なのだ。

第2章

美穂子さん（40代）と学ぶ

──健康のキーワード「免疫」

美穂子さんは、40代後半の女性。筆者の周りに比較的多い世代です。そろそろお子さんの手がかからなくなり、気になるのがご自身と家族の健康で、特に最近は、「免疫」が健康のキーワードと感じているそうです。

1 「免疫」のキーワードは炎症

美穂子（以下M） この前、20年ぶりに高校の同窓会に行ったんですけど、40代の容姿の衰えって個人差が大きいと痛感しました。顔立ちは整形しない限り大きく変わらないでしょうけど、肌の衰えは本人の努力しだいでしょう？ むかし綺麗だった子の肌が、シミが増えてたるんでいるのは、見るにしのびないというか、少しいい気味な気もしましたけど。

坂野上（以下S） 仕事の内容にもよるんじゃないですか？ 内勤

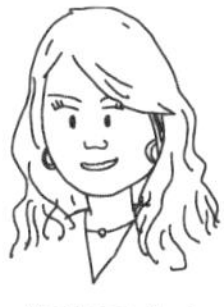
美穂子さん

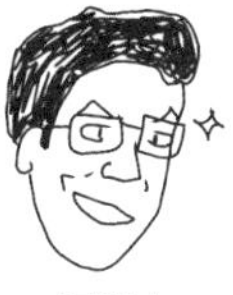
坂野上

の人と外回りの人では紫外線に当たる量も違うでしょうし。私も会社員を経験しましたが、同期入社で営業に行った者と再会したら日焼けしていて驚きましたね。

M　日焼けなら仕方ないけど、外にあまり出ないのに、すごく肌が黒ずんでいた子が何人かいました。共通点は、タバコがやめられない人たちだったんです。タバコ顔（スモーカーズ・フェイス）なんて言うでしょう？　昔は綺麗だったのに、長年タバコを吸い続けているとああなってしまうなんて、おそろしいですねえ。

S　紫外線は肌を外から刺激しますが、タバコの煙と一緒に取り込まれた有害物質は血液と一緒に全身を回って血管の内部から人体を壊していきますからね。知り合いの猫を飼っている人が、猫はタバコを吸っている人間には絶対近づかないと言っていました。

M　動物の勘であの煙は悪いものだと分かるんでしょうね。

S　ペットは予防接種などしてもらえますが、野生動物は自力で危険を回避しなければいけません。飼われている猫にもその野生的勘は残っているかもしれません。

M　野生動物の免疫とかすごいんでしょうね？　だって自然界では消毒したものを食べるわけではないんだから。

S　ある動物園でハイエナの展示説明に「消化能力と免疫に秀でている」とありまし

た。肉ならなんでも食べる代表のようなハイエナですが、それも優れた内臓の能力あってのものなのでしょう。

M 娘と観に行ったミュージカルの「ライオン・キング」ではさんざんな描かれ方でしたけど、ハイエナってすごい動物なのね。やはり免疫って大事だわ。

S 免疫は、体の大きさや足の速さといった分かりやすい差や能力と違うので、人間でもきちんと検査しなければ分かりません。

M 人間ドックの項目にある好中球の数とかがそうですね？ あれって多ければ良いってもんでもないでしょう？

S もちろんです。免疫全般に言えることですが、多ければよいとか、強ければ強いほど良いということはありません。

M 私たち40代の女性が気にするのもそこらへんなんです。私の知人もドックの検査を見て安心していたら一年以内に何人か病気になって、どうもそれが免疫に関係する病気らしいんです。免疫が強く効き過ぎているんですって。悪い病気でなければいいのだけれど。

S そうした病気は総称して「自己免疫疾患」と呼ばれます。外敵から身体を守る免疫細胞が自分の身体を攻撃しているのです。現在日本で難病に指定されている病気

炎症

の多くが自己免疫疾患です。

M　何か共通点はあるんですか？

S　共通のキーワードは、「炎症」ではないでしょうか。自己免疫疾患には全身性のものや限られた臓器にだけ生じるものがありますが、いずれも炎症を伴うものと考えて間違いありません。

M　炎症って言葉、考えたら怖いですよね？　炎のような症状なんて。

S　炎症のことを英語でinflammationといいます。語源はflame（炎）なので、炎症は英語でも炎の点火を意味します。

M　まあ。語源もそのまんまなのね。それじゃまず、改めてその炎症について聞きたいんですが。

S　炎症には４つの要素があります。発赤（ほっせき）、熱感、腫れ、痛みです。これは古代ローマ時代から知られていたようです。

M　そういった症状は、やけどとか、けがをしたときに私たちも経験していることですよね。

S　すべての炎症には免疫反応が関係していると考えて間違いありません。19世紀には、炎症は病気ではなく傷害を受けた局所の機能が回復する過程で起こる、有益な生体反応と分かりました。炎症部位では、血管が拡張し、血流が高まり、免疫細胞が血管外に出て病原体と戦うことで、患部が膨張し神経を刺激し痛みが生じます。

M やけどなんかしたら小さくても本当に痛いわ。けがをして腫れてしまうと心配ですし。痛いとか腫れるとか、嫌ですからねえ。できればそんなもの出て欲しくないわ。

炎症は体からのサイン

S 炎症があるから私たちは身体の変調に気づきますし、対処できます。吐き気も炎症とは違いますが、こうしたサインの一種です。仮にどんなにお酒を飲んでも気分が悪くならなかったら倒れるまで飲み続けることになるでしょう?

M それは危険だと分かるわね。でも自分の身体に免疫反応が出るって変ですよね?免疫ってインフルエンザウイルスとかナントカ菌とかに感染してから働くものでしょう?

S 本来はそうですが、いくつかの要素が働いて、自分の免疫細胞が自分自身を攻撃してしまうのです。

M なんだか味方に裏切られた気分になるわね。そういった自己免疫疾患には、どんなものがあるのですか? 私も無関係じゃないのかしら。

2　自己免疫疾患の意外な犯人は？

S　自己免疫疾患のつづきですが、ループス腎炎（じんえん）、慢性乳腺炎（まんせいにゅうせんえん）、アトピー性皮膚炎、といった病名は聞いたことがありますか？

M　最初のは知らないけど、乳腺炎とアトピーは知っていますよ。アトピーは知り合いのお子さんに何人かいたわ。

SLE

S　ループス腎炎は、全身性エリテマトーデス（ＳＬＥ）という自己免疫疾患によって引き起こされる腎障害です。ＳＬＥ（エスエルイー）は名前の通り、全身に炎症が起こる難病で女性に多いのが特徴です。

M　ＳＬＥは特殊な病気みたいですし、まだよく聞く方の乳腺炎とアトピーとはあまり関係がないように見えますけど。

S　ところが、これらの病気には共通の原因があるようなのです。

M　つまり、免疫細胞が自分自身を攻撃する理由が同じということね？

マクロファージの仕事

S　そのとおりです。マクロファージという免疫細胞をご存じでしょうか？

M　人間ドックの免疫検査の案内で見かけたわ。細胞のことだったのね。

S　そうです。マクロファージは普段は体内に侵入した菌やウイルスなどの異物を食べている、免疫に関わる細胞の一つですが、同じくらい重要な役目が、死んだ自分の細胞や癌細胞などを捕食することです（図２－１）。

M　何でも食べて、体の中も掃除もしてくれているのね。

死んだ細胞を見分ける

S　片っ端から何でも食べているように見えますが、マクロファージにも一応食べるものを見分ける能力が備わっています。死んだ細胞と生きている細胞を見誤ってはたまりません

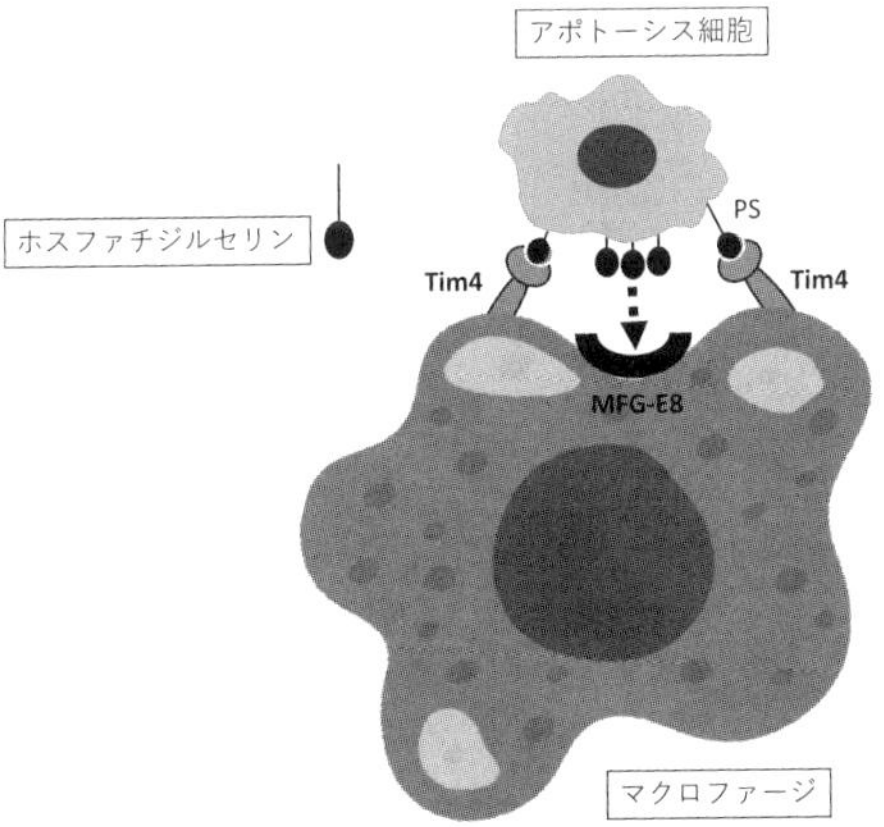

図 2-1　アポトーシスした細胞を食べるマクロファージ

ホスファチジルセリン（PS）は細胞膜を構成する分子の一つで、普段は膜の内側にある。細胞が死んで細胞膜が一部裏返り PS が表に出たことでマクロファージ表面の MFG-E8 に認識され、食べられる。食べられる際に PS と結合して細胞を繋ぎとめる Tim4 も必須の分子だ。（長田重一教授（大阪大学）・華山力成教授（金沢大学）より提供。一部改変）

からね。

M　それもそうね。では、マクロファージはどうやって死んだ細胞を見分けるんですか？

S　一言で言うなら、正常な死に方で死んだ細胞は「自分は死んだので食べてくれ」という信号を出すのです。

M　正常な死に方？

S　アポトーシスと呼ばれていますが、死ぬべくして死んだということです。予期していないけがややけどで細胞が死ぬのをネクローシス（壊死（えし））といい、これと区別しています。

M　でも、死んだのに信号を出すなんて変な話に聞こえますけど。ダイイング・メッセージ？

S　ちょっといい例えですね。たしかに死んだ細胞はもうタンパク質など新たには作れません。しかし、細胞膜の外にホスファチジルセリン（ＰＳ）という物質を出して、死んだことを伝えます。ＰＳは生きている間は細胞膜の内側にあるのですが、アポトーシスするとその膜が一部裏返ってＰＳが外に突き出るわけです。

M　先生、さっきから言っているタンパク質って、食べ物に入っていて、息子が筋肉

アポトーシス

ホスファチジルセリン（ＰＳ）

つけると言って飲んでいるプロテインと同じ？

S　そうですよ。そもそもタンパク質は生物の体を作っている物質です。ものすごくたくさんの種類があって、体のなかでは体を支える部品になったり、化学反応を進めたり、いろいろなことをしています。食べ物のタンパク質を先に思い浮かべがちでしょうが、今日のお話の中では、体の中でいろいろな仕事をする機能のある物質と考えてください。

M　そうですか。分かりました。仕事をする物質なんですね。話を戻しますが、裏返った膜から出ているものを見つけたマクロファージが寄ってきて食べるというわけね？

S　マクロファージには目がないので見るわけにはいきませんが、その表面には、「受容体」といってPSを感知するアンテナのようなタンパク質（MFG－E8）があります。そこにPSがはまることで、食べる気になるわけです。

M　わりと単純な話に聞こえますけど、自己免疫疾患とどうつながるのかしら？

S　マクロファージがアポトーシスした細胞を食べる過程に問題が生じるところにつながっていきます。食べるという行為は単純なようですが、マクロファージが他の細胞を飲み込むという行為は、私たちが食物を口から食べるのとかなり異なった機構が働きます。

M　口のない細胞同士ですものね。大きさもお互い同じくらいでしょ。では、どうやって食べるんですか？

S　大まかに分けるとその過程は三つの段階があります。第一に先ほど言った食べるべき細胞を感知すること、第二にマクロファージにつなぎとめて体内に取り込むこと、第三に取り込んだ死細胞を消化することです。

M　それじゃ人が食物を口にするのとあまり違わないようで、それほど意外な感じもしませんけど。

S　ところが、問題が生じるわけです。例えば、死細胞の「食べてくれ」というシグナル（ＰＳ）が感知できないと死細胞がいつまでも体内を漂うことになります。

M　なんか幽霊船みたいで怖いわ。その死細胞は結局どうなるの？

S　徐々に分解してばらばらになっていき、細胞を構成するパーツが体内にばらまかれますね。

M　体の中がゴミだらけになるじゃない。

S　マクロファージが死細胞の存在を認識しても、きちんとつなぎ止めないと自らの中に取り込めません。ちなみに、マクロファージは死細胞をつなぎ止めるための専

死細胞を食べる三段階

用の接着剤のようなタンパク質（Tim4）を表面に持っています。

M　もし、そこで失敗すると？

S　うまく取り込めない死細胞をいつまでも引きずることになります。

M　ゴミ収集車がごみを受け入れずにごみ袋を引きずっていたら大変だわ。

S　その通りです。先ほどの、ほったらかしにされた死細胞と同じで、やがて体内で分解します。

M　第三段階の消化がうまくいかないとどうなりますか？

S　マクロファージが体内に取り込んだ死細胞を消化するのには消化酵素を使います。これに失敗すると、マクロファージの体内に「死んだのに消化されない細胞」が蓄積することになります。悪くするとマクロファージははじけて死細胞を再放出します。これは、第一段階、第二段階と同じような結果を招きます（図2－2）。

M　結局死んだ細胞が身体にばらまかれるというわけね？　でも、死んだとはいえ、もともと自分の身体の一部じゃありませんか。難病の原因になるようなものを持っているのかしら？

S　体内にばらまかれた細胞パーツの一部が炎症を誘発するのですが、なんとそのパーツはＤＮＡです。

M　DNAって遺伝子ですよね？

S　そのとおりです。DNAは、デオキシリボ核酸（Deoxyribo Nucleic Acid）という物質の名前です。DNAのもつ暗号の並びが、ある遺伝情報を持つ場合には「遺伝子」と呼ばれます。

M　そのDNAがどうして炎症を起こすのですか？

S　DNAは免疫反応を活性化することが知られています（第1章　6のアラムはなぜ効く？　を参照）。死んだ細胞からばらまかれたDNAにおいても同様で、まずDNAを検知したマクロファージからインターフェロンなどの傷害性サイトカイン（タンパク質）が出て、最終的にはリンパ球がつく

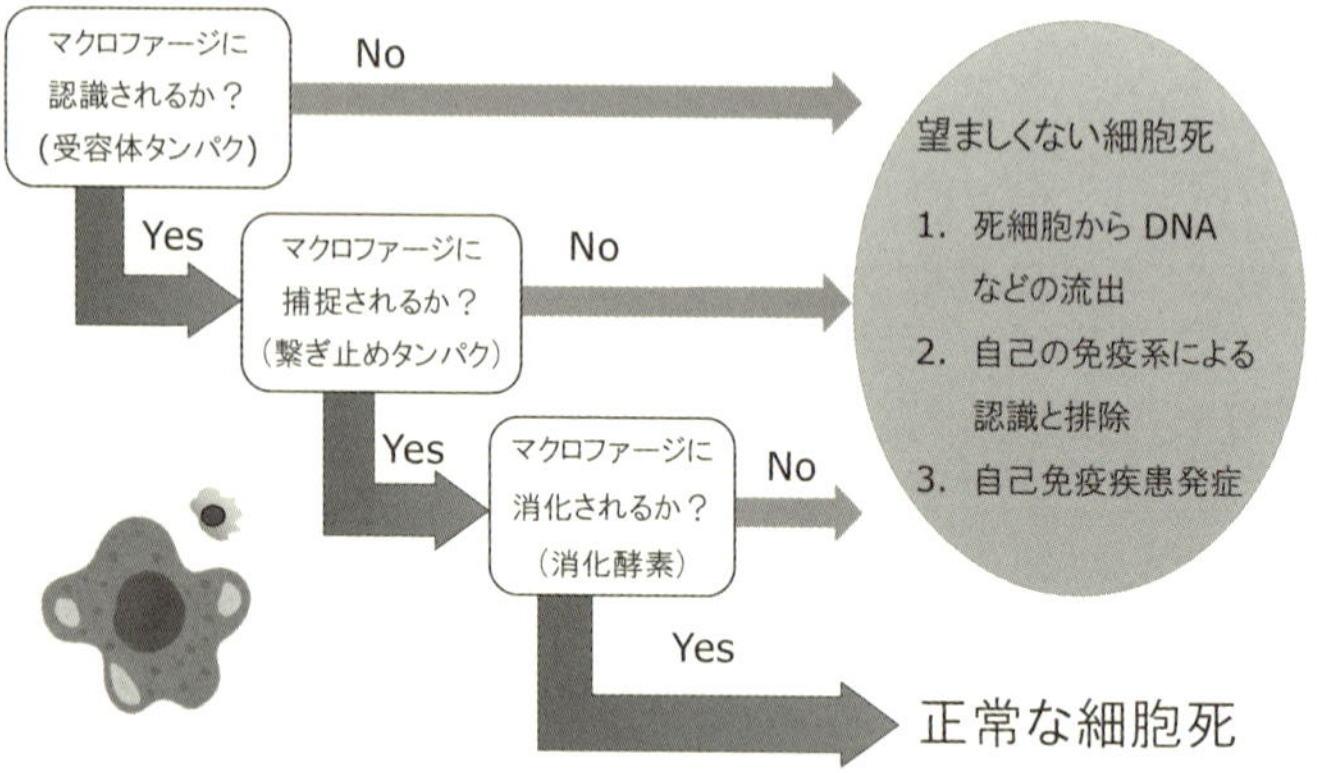

図 2-2　マクロファージが死んだ細胞を処理する三段階
アポトーシスした細胞を認識し、しっかり繋ぎ止め取り込み、酵素で消化する、という過程のどの段階が失敗しても、自己免疫疾患の可能性が高まる。

る自己抗体というタンパク質が組織を攻撃します。

M　マクロファージの食べ損ないが原因でばらまかれたＤＮＡに、またマクロファージが反応するわけね。

S　もともとは、ウイルスなど外敵に対してマクロファージが起こす反応です。これに対して敵がない状態で自己免疫反応が乳腺近くで起こり、慢性的な炎症になったのが慢性乳腺炎、腎臓の場合はループス腎炎です。

M　それらの引きがねを引いたのが、マクロファージの死細胞の食べ損ないだったわけね。

S　この死細胞の食べ損ないが引き金になることが疑われる自己免疫疾患は、他にもあります。神経細胞の食べ損ないで多発性硬化症、膵臓（すいぞう）の細胞でⅠ型糖尿病、甲状腺の細胞で橋本病といったところです。

M　名前は聞いたことがある病気だわ。

S　それぞれの臓器に炎症をもたらすのが自己免疫疾患で、ＳＬＥのように全身に炎症が広がるケースもあります。

M　なにか共通の傾向でもあるんですか？

S　マウスを使った少し面白い実験があります。死んだ細胞をマクロファージに取り込ませるのに必要なタンパク質を作れなくしたマウスでは、自己抗体の産生が10週齢より40週齢、オスよりメスで顕著に高まりました。

M 自己抗体の産生が高まったということは自己免疫疾患の発症につながるわけね？ところでそれって、年取っている女のほうが高いってこと？

S そうですね。マウスの寿命を考えると40週齢は人間でいえば中年、つまり中高年以降のメスが自己免疫疾患にかかりやすいのです。

メスの方が多い？

M やだわ。それって人間の傾向と似ているんじゃないですか？

S 関節リウマチやＳＬＥなど女性がかかりやすい自己免疫疾患はかなりあります。一方で、多発性硬化症など男女差が少ない疾患もあるので一概には言えません。またマウスモデルなので、すべてを人間に当てはめることはできませんが、何らかの示唆はあるかもしれません。

3　スポーツエンジン並みの鞭毛運動をとめて腸を守る

M　腎臓、乳腺、皮膚、甲状腺、関節、神経ときましたけど、自己免疫疾患になる臓器はまだありますよね？

S　炎症性の免疫疾患で最近話題になっている臓器が腸です。潰瘍性大腸炎といえば、耳にしたことがあるのでは？

M　聞いたことはありますよ。結構耳にするので、患者さんの数が多いんじゃないですか？

S　難病情報センターによると、日本での患者さんは平均10万人当たり１００人強。大阪大学吹田キャンパスのある吹田市の人口が40万人弱ですから、約４００人の患者さんがいることになります。指定難病としては少ないといえないでしょう。ちなみにアメリカでは患者さんの割合が2倍になります。

M　先進国の病気ということですか？

S　高脂肪・高カロリー・低繊維食という西欧先進国の食事が大腸ガンを増やすとい

潰瘍性大腸炎

いますが、潰瘍性大腸炎ではどうですかね？　途上国はマラリアや結核など感染症の方が深刻で、自己免疫疾患の数値が表面に出ていないだけかもしれません。この病気の患者さんが皆無の民族は考えにくいですね。

M　なるほど。それで潰瘍性大腸炎を取り上げるに当たって、なにか特徴があるのですか？

S　不思議なことに、潰瘍性大腸炎の患者数は喫煙者で低いそうです。タバコは動脈硬化や肺ガンを確実に増やしますが、数少ない取り柄があったようでして。

M　妙な話ね。

腸の特徴

S　それはともかく、腸という臓器、特に腸内部は大変にユニークな場所です。まず口から肛門まで消化器系は一本の管のようなものです。

M　言われてみればそうね。

S　腸の内部をたどっていくと口から外に出て身体の表面に達します。

M　それのどこがユニークですか？

S　考えてみて下さい。腸の内側は体の外側とつながっていて、他のすべての臓器は腸の内側には一切接触していません。腸（管）の外側に配置されています。

M　腸内は他の臓器とは別環境と考えられると言いたいわけ？

S　そうです。他の内臓の立場から見ると、口から入って腸の中を通過するものは、腸管という壁を隔てた身体の外を通過していくと言えなくもありません。

M　でも栄養分は胃腸から吸収されて、体内に入りますよね？

S　われわれは食物という身体にとっては「異物」を毎日取り込み、胃液や酵素で化学的に消化し細かい分子に分けた上で血管を通して全身に運び栄養とします。つまり胃腸内に入ったときは当初すべて異物であり、その中には多少危険なものも混じっているはずです。

M　危険とは毒性のあるもの？

S　そこまではいかなくとも、日常的に食べている野菜や肉、魚でも、アレルギーを起こす可能性のある植物や魚介類で知られるものもありますから、ある種の危険性のある異物になることがあるでしょう。

M　腸の中を通っていれば血管の中に直接入らないということかしら。さいわい、うちの家族に食物アレルギーはないんですけど、花粉やサバのエキスを直接血管に注射したら大変そうだわ。

S　そんなことしたら、私でもひっくり返ると思いますね。食べ物とは、それこそ無数の化学物質の複合体ですから。

腸内細菌

M　その中から栄養分だけ身体に入れて、残りかすを出すのが腸の役目ね。私たちの身体ってよくできているわー。

S　私たちとおっしゃいましたけど、腸には忘れてはいけないパートナーがいます。

M　腸内細菌でしょう？　特に善玉菌。

S　「善玉菌」という名前の菌はいないんですけどね。腸にはびっくりするくらい多くの細菌が住んでいて、その数はわれわれ自身の細胞より多いんですよ。これには本当に驚きです。

M　そのうちどれくらいが、いわゆる「善玉」なんですか？

S　善玉菌という名前はないと言いましたが、腸内細菌の機能の上でも善と悪を明確に分けることは難しい気がします。腸内細菌の存在は人間との共生という関係の上で成り立っているので、「悪」の作用だけでは腸内で生き残れなかったでしょう。ただし、腸の具合が悪いときにバランスを崩して割合が増える菌はあります。

M　腸の具合が多少悪くても、さっきの話だと環境が違うんだから直接他の臓器には影響なさそうでしたけど。

S　食中毒で有名なボツリヌス菌の毒素などを除くと、有害な物質が腸の内側から外に出ることは困難です。

粘膜バリア

M　ややこしいけど、腸の外側とは「身体の内側」ね？　そりゃ、守られていないとまずいわ。

S　腸の内側の表面は粘膜で覆われており、消化した食べ物や腸内細菌が直接接触しないような構造になっています。

M　ファイバースコープで自分の腸内を見たことありますけど、つやつやしていたわ。

S　それが粘膜ですね。健康な状態では、それが腸内表面を守っているはずですが、粘膜のバリアが破られ腸壁まで侵食された状態が潰瘍性大腸炎だったというわけです。

M　そういえば、潰瘍性大腸炎の話をしていたんだっけ。粘膜のバリアが破られるのはどういうときなんでしょうか？

S　一言で粘膜と言いますが、細菌のような小さな単細胞微生物にとって決して薄い層ではありません。そこを泳いで腸の内壁にたどり着くのは大変だと思われます。

M　私たちにとっての深海のようなものね？

S　それに近いと思います。実際、この粘膜バリアの内粘液層（腸管近く）は普段は無菌状態に保たれています。

M　潰瘍性大腸炎では、そこに菌が入り込んで病気になるわけね？

鞭毛細菌

S 潰瘍性大腸炎の原因ははっきり分かっていませんが、原因の一つになると考えられています。中でも鞭毛細菌（べんもうさいきん）と呼ばれる細菌が入り込むと炎症を起こすようです。

M 鞭毛ってなんですか？

S 細菌や微生物についている尻尾のような長細い器官で、液中を移動するのに使われるものです。精子の運動を考えると分かりやすいでしょう。

M それは昔の生物の教科書で見た気がします。健康食品になっているミドリムシとか、水の中の微生物も持っていますよね。

S 鞭毛はその回転運動で細菌に推進力を与えます。回転数は、最大１分間２万回転に達するそうなので、スポーツ車のエンジン並みです。

M そんなにすごいなら、粘膜層を泳ぎ切って腸管の内壁に達しそうですねえ。

S 健康な状態ではそうはなりません。粘膜層にあるタンパク質が細菌にまとわりつき、運動性を抑えてしまいます。

ＬｙＰＤ８に守られる

M さすがね。どんなタンパク質ですか？

S 最近見つかったのは、Ｌｙｐｄ８（エルワイピーディエイト）というタンパク質で粘液層に分泌されています。分類的にはＧＰＩ（ジーピーアイ）アンカー型タンパク質といい、普段はアンカー（錨（いかり））で腸の細胞につながれています。必要に応じて錨を切り離して粘液層に移動するのです（図２－３）。

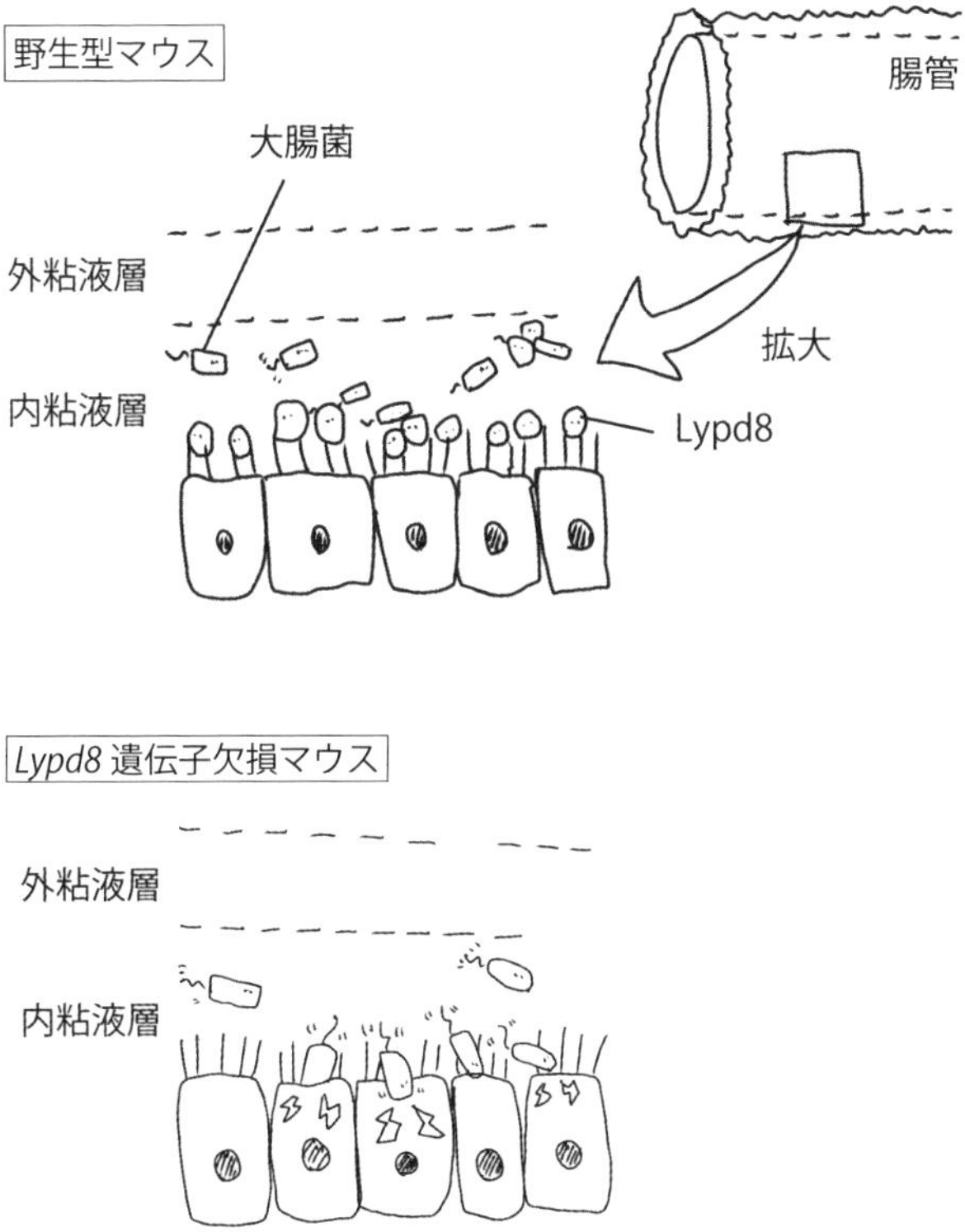

図 2–3　Lypd8 が大腸菌の攻撃から腸を守る
野生型マウスでは、Lypd8 が大腸菌の鞭毛に絡みつくことでその動きを止め、それ以上腸壁への侵入を許さない。*Lypd8* 遺伝子欠損マウスでは粘膜層が破られる。

M　必要に応じてってどういうこと？

S　鞭毛細菌が粘液バリア突破を試みているときに働きかけて結果的にＬｙｐｄ８タンパク質が邪魔してしまうわけです。Ｌｙｐｄ８タンパク質をつくれなくしたマウスを観察すると、粘膜層が壊され、あっという間に大腸炎になりました。

M　でも、その大腸炎って本当にＬｙｐｄ８タンパク質が無くなったためなんですか？いろいろ原因があるんでしょ？

S　直接証拠をつかもうと、健康なマウスの身体から採取した鞭毛細菌と、Ｌｙｐｄ８タンパク質入りの寒天培地の入ったシャーレで一緒にすると、細菌の運動性を抑制することが分かりました。この状態を電子顕微鏡で見たところ、Ｌｙｐｄ８タンパク質は確かに菌の鞭毛に結合し動きを邪魔していました。

M　状況証拠に直接証拠を組み合わせて証明したということね。

S　もちろん、こうしたタンパク質は他にもあるかもしれません。Ｌｙｐｄ８タンパク質だけですべての大腸炎を説目できるとは限らないでしょう。

M　ところで質問があるんですけど、この研究は私たちにどういう恩恵をもたらすのでしょう？

S　腸管の炎症を抑える普段の仕組みが解明されたわけですから、今後はそれが壊れた状態を修復する方法を考えることになります。潰瘍性大腸炎などの炎症性腸疾患の患者数は増加しています。今後、Ｌｙｐｄ８タンパク質を補充するなど、粘膜バリア増強という新しい治療法の開発が望まれます。

M　私たち主婦は家族の健康に気を配るものですが、気にしすぎてかえってストレスをためることがあります。意外に愚痴にも出せないのよね。私は子供の頃からストレスを感じるとお腹にキューってくるんです。あれは免疫によるものではないと思いますけど。

S　ストレスと免疫の関係も少しずつ明らかになってきました。詳しくはここで述べませんが、神経が興奮状態にあるとき、免疫系も影響を受けます（第１章　８の概日リズムを参照）。

M　そうなんですか？　神経の興奮ってドキドキするイメージです。どちらかというと心臓に影響しそうですけどね。

4　繊維症の原因は「新種」マクロファージ

S　それでは、消化器官である腸の次は呼吸器官である肺の炎症性疾患について述べましょう。「心肺」という言葉があるように、心臓と肺は呼吸に必須の臓器で、全身に酸素を運ぶ血管、免疫系細胞の通るリンパ管と合わせて循環器系と呼ばれます。

M　その中でも、肺の炎症というと、やはり肺炎でしょう？

S　そう言いたくなりますが、細菌感染、ウイルス性肺炎など原因や症状が幅広いのでここでは肺炎は取りあげません。

M　それでは肺に特有の炎症はなにがあるの？

S　ここでは、肺繊維症を取りあげます。

M　繊維って糸状のものですよね？　肺のどの部分がどうなるんですか？

S　肺繊維症とは、肺の組織の一部が繊維になってしまう病気です。

M　なんだか怖いわ。

S　繊維症は肺だけではありません。代表的なのは、肝硬変でしょう。

肝硬変

コラーゲン

M　お酒の飲み過ぎでなるやつね？

S　肝硬変をアルコールのせいと決めつけない方が良いですね。B型やC型肝炎ウイルスの感染で肝炎を起こしますし、肥満や糖尿病や薬の影響で起きる非アルコール性脂肪肝が進んで肝炎を発症しても起きます。

M　それは失礼しました。でも、肝硬変って、ただ肝臓が固くなると思っていたわ。

S　臓器が傷を修復するときにできる線維状のタンパク質、実はコラーゲンのことなんですが、これが増加して肝臓全体に拡がった状態が肝硬変です。その名前通り、全体が岩のように硬くなり、縮小します。このとき、肝細胞が線維状のコラーゲンに囲まれています。

M　コラーゲンって肌の張りとか健康や美容の宣伝によく出てくるものじゃありませんか。そんな悪ものだったとは知らなかったわ。

S　コラーゲンは悪ものじゃありませんよ。いくつかタイプがあって皮膚だけでなく、体の中まで支えています。肺線維症や肝硬変では、放っておくと悪くなった部分の細胞が脱落して臓器の体をなさないのでコラーゲン繊維が細胞の周りを支えているのです。

M　せっかく支えになってくれている繊維が問題になるほど細胞に障害が起きている

わけね？　最後はどうなるんですか？

S　肝硬変の場合、肝臓機能が低下するために、身体の中で起こるさまざまな化学的処理ができなくなります。例えば、飲んだ薬や役目を終えたタンパク質の分解などですね。分解できずに残った物質の一部は黄色に近い色をしており、血管に入って血液とともに全身に回るので、肝硬変が進むと顔が黄色っぽくなってきます。

M　もしかして、それが黄疸？

S　そのとおりです。そのうえ、肝硬変がかなりの高確率で肝臓ガンに移行することはよく知られています。

M　最後はガンか。怖いわ。

S　では、その繊維症を肺に当てはめてみましょうか。

M　ええと、まずは肺の細胞に障害が起きて、それを補うためにコラーゲンでできた繊維で取り囲まれることになる……と。

S　肝硬変でもそうですが、細胞が繊維に取り囲まれると組織が硬くなります。肺の役目は酸素の取り込みですよね。息を吸うとき膨らみ、吐き出すとき縮みます。

M　無意識のうちにやっていますね。

S　ところが繊維化が進み硬くなった肺は充分に膨らまないので、肺繊維症の患者さんは呼吸が十分できず苦しむことになります。

M　それは大変なことでしょう。

特発性間質性肺炎

S　特発性間質性肺炎（IPF）と呼ばれる難病がありますが、その多くが肺繊維症を伴うことが知られます。国民的歌手と言われた美空ひばりさんも晩年苦しまれたようですね。

M　歌手は声を出すのが仕事なのに。大変だったでしょうね……。

S　循環器として肺と心臓は一体で働きますので、肺機能の低下は心臓に負担を強います。呼吸困難や呼吸不全が心不全を起こし死に至ることも珍しくありません。

M　さっき肝硬変はお酒のせいとは限らないとおっしゃいましたけど、肺繊維症もタバコのせいとはいえないんですか？

S　おっしゃる通り、肺ガンもそうですが、タバコを吸わなくても肺線維症にかかる方はいくらでもいます。肺繊維症で深刻だったのは死亡率が高いことで、肺ガンよりも高いという報告があります。というのも、発症メカニズムがはっきりしなかったからです。

M　原因が分からないと薬もつくれないということかしら。

S　そうですね。しかし最近、免疫学の立場から、その原因の一端が明らかになったのですが、意外なものでした。

M　今度は免疫細胞が登場するんでしょうね？

S　ずばりマクロファージです。発症には免疫が関わると分かってはいたのですが、どの細胞が原因なのか、分かっていなかったんですよ。

M　さっき、マクロファージが食べる死んだ細胞の食べ残しが身体中で自己免疫疾患を引き起こすという話が出ましたけど、今度は肺で同じ現象が起こったため繊維症になったということですか？

S　今度はマクロファージといっても、かなりタイプの違ったマクロファージの話なんですよ。

M　マクロファージって細菌やウイルスや自分の死んだ細胞を食べる免疫細胞ですよね？　そんなに種類があるんですか？

新種のマクロファージ

S　以前は単純だと思われていましたが、近年マクロファージのさまざまな役割が明らかになってきました。

M　「新種」のマクロファージが発見されたということですか？　何か変わったものを食べるとか？

S　それが、その新種マクロファージはあまりものを食べないようなんですねえ。しかし、病気の原因になっています。

M　食べないのに病気の原因になるんですか？

S　マクロファージ自身が病気の原因になっている場合もあれば、逆に病気を防いでいる場合もあります。

M　繊維症の場合は、どちらでしょうか？

SatM

S　マウスの肺繊維症の場合、マウスの身体の中にあるＳａｔＭ（サットエム）という新しく見つかったマクロファージが発症の要因になっています。

M　どうやって新しい細胞を見つけたんですか？

S　もちろん大部分のマクロファージの仕事は異物を食べることですが、少数ながら各組織に常在してものを食べないマクロファージがいることが知られていました。なんのためにいるのか分からなかったのですが、その中からＳａｔＭに狙いを定めてこのマクロファージが働かなくなるマウスを作成したのです。

M　遺伝子操作かなにかを行ったわけ？

S　遺伝子を一つ働かせなくすることで、ＳａｔＭを作れないマウスを作製しました。他のマクロファージは通常と変わりません。

M　ＳａｔＭが作れない以外は、普通のマウス？

S　はい、見かけも変わりません。これをＳａｔＭが働く普通のマウスと比較するために、両者に繊維化を起こす薬剤を打ってみたところ、ＳａｔＭが働かないマクロファージのマウスは繊維化がほとんど起こりませんでした。

M　マクロファージが繊維化に一役買っていたというわけね。その新しく発見されたＳａｔＭというマクロファージにはなにか特徴があるんですか？

S　従来から知られるマクロファージとは、見かけがかなり違います。細胞の核と呼ばれる遺伝情報を保存したり伝えたりしている部分が、２つに分かれています。通常は一つの細胞に核は一つですから、少し異様といってもいい構造です（図２−４）。

M　その異様なマクロファージが無ければ炎症を起こさなくてめでたしというわけね。

S　肺繊維症に関してはそうです。この

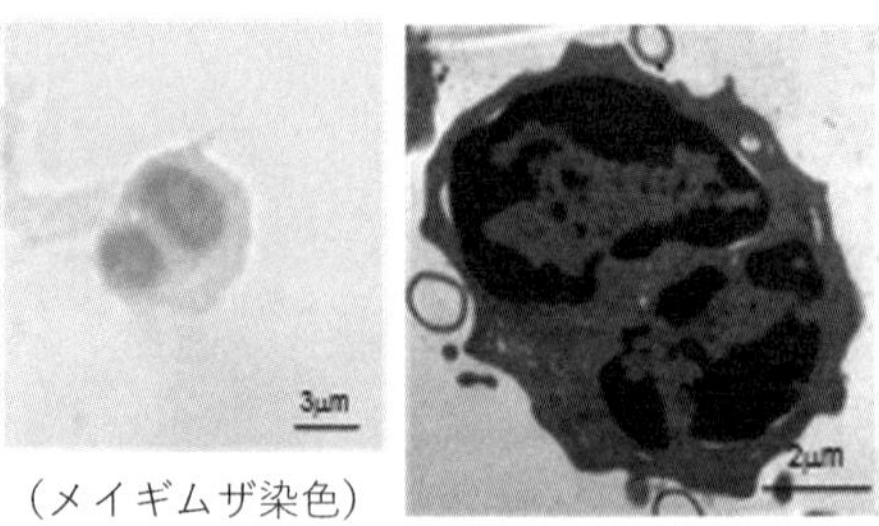

（メイギムザ染色）

図2-4　新たに発見されたマクロファージ SatM（サットエム）

SatMの光学顕微鏡像（左）と電子顕微鏡像（右）から細胞核が２つあることが分かる。このマクロファージが肺線維症の原因となっている。
（審良静男教授（大阪大学）より提供。モノクロ化）

SatMの働かないマウスは、他の炎症疾患やアレルギーの発症には関係ないようです。普通のマウスと変わりません。

疾患特異的マクロファージ

M　つまり繊維症だけに関係するマクロファージ？

S　そうです。ほかの病気についても、「疾患特異的マクロファージ」という難しい名前がついていますが、つまりある特定の病気にだけ強く関わっているマクロファージが少しずつ見つかっています。

M　例えば？

S　一例ですが、メタボリック症候群に関係するマクロファージがあります。

M　メタボってお腹が出て血液ドロドロのイメージですけど、免疫と関係があるなんて、ぜんぜんピンと来ないわ。

S　意外なようですが、メタボリック症候群も一種の炎症と考えることができるのです。これについては別の機会に（第3章　1と2を参照）。

M　メタボは気になるわ。話を戻しますけど、この発見って、肺線維症の原因が特別なマクロファージSatMと分かったことは大きいんでしょう？

S　これまで原因不明の難病だったわけですからね。しかもSatMを働かせなくする遺伝子と、その遺伝子からつくられるタンパク質は分かっています。特定の病気の原因になるタンパク質を働かなくするには、抗体療法という治療法があります。

M　抗体療法は聞いたことがあります。ガンや関節リウマチで使われていますね。

S　お詳しいですね。病気が体内で作られるタンパク質の異常に起因する際に有効な方法です。もちろん、まだ研究はマウスの段階で、ヒトへの応用は先の話でしょうけど。

5　歯がない細胞が骨を食べすぎると骨粗鬆症に

M　ここまで、さまざまな臓器に起こる炎症と免疫の関係について教えていただきました。主な臓器はこれぐらいでしょうか？

S　最後に、骨について考えてみましょうか。

M　骨が臓器ですか？　肺や腸のような柔らかい内臓と違って、カルシウムの塊のような気がしますけど。

骨髄は細胞の故郷

S　そう思われるのも無理ありませんが、骨の中には骨髄（こつずい）という器官があり、そこは免疫細胞も含めてさまざまな細胞が生まれてくる、いわば「骨の故郷」です。また、骨の中には神経が走っており、細い神経細胞を保護する役目を担う骨は一種の臓器と考えることもできます。

M　骨の炎症というと、リウマチのことですか？

S　リウマチは、主に骨と骨の継ぎ目の関節にあるコラーゲン組織の炎症を起こします。

M　では、骨そのものが炎症を起こす病気というのはもしかして……骨粗鬆症（こつそしょうしょう）？

骨粗鬆症

S　はい。骨粗鬆症や骨に転移したガン、関節リウマチでも部分的にはそうですが、骨がかなりのスピードで壊されていきます。

M　骨粗鬆症と聞いて興味が出てきました。私たち40代以降の女性に多い病気と聞いていますからね。

S　おそらく中年期の女性で話題になりやすいのは、閉経後のホルモンバランスとの関わりではないでしょうか。しかし、今日は免疫学の立場から骨粗鬆症について語りたいと思います。

M　骨粗鬆症って、骨密度が減って骨がスカスカになるって病院で説明されて、写真をみたわ。骨のスカスカと免疫の関係ってピンとこないけど。

S　では、骨はどういう仕組みで一定の太さを保っていると思いますか？

M　あれだけ硬くて安定した組織だと、一回できてしまえばずっと安定しているように思えますけど。

S　それがそうでもなくて、骨というのは絶えず増えたり減ったりしているものなのです。

M　骨量というわよね。健診で測ったわ。だとしたら、骨が増えるスピードと減るスピードは常にバランスが取れているということね？

破骨細胞

S　そうしたバランス良い状態を「骨の恒常性が保たれている」といいます。骨を産みだす細胞の「骨芽（こつが）細胞」と、骨を食べる細胞の「破骨（はこつ）細胞」があって、この両者の働きがほぼ等しい状態を保っているということです。

M　そのバランスが崩れて骨が食べられすぎると骨粗鬆症になるわけね。

S　逆に破骨細胞の機能が障害されると、骨芽細胞が相対的に力を増して大理石病になることがあります。硬いだけだとポッキリ折れやすいので、骨はある程度弾力があるわけですが、この病気は骨が硬くなりすぎてもろくなり、中を通る神経を圧迫して麻痺などの症状が出る難病です。

M　でもね、骨を食べるって大変じゃないですか？　魚の骨でも喉につかえると大変なのに、軟らかそうな細胞が、硬い骨をどうやって食べるのかしら？

S　破骨細胞というのは骨を食べるのに特化した特殊な細胞でしょうね。その正体はマクロファージが融合したものです。

M　またマクロファージ？　いろんなところに登場するのね。大体、細胞が骨を食べるって初めて聞いたわ。

S　マクロファージそのものではなくて、すでに別の細胞になっています。

M　見た目とかも違うんですか？

S　マクロファージがいくつもかたまってできるので、破骨細胞はかなり大きいですよ。核がたくさんあるところも特徴です。多いものでは20個以上あるようです。

M　なんだか怖いわね。どこで破骨細胞は生まれるんですか？　やっぱり骨？

S　血液の細胞と同じく、骨の中の骨髄（こつずい）で生まれます。マクロファージの中でも、将来破骨細胞になる細胞は、破骨細胞前駆細胞と呼ばれます。これは、血液の流れに乗って身体の中を巡っているわけですが、あるきっかけで血管からにじみ出して骨に取りつきながら集合して破骨細胞となります。

M　きっかけってなんですか？

S　血液中を流れているある物質が後で破骨細胞となる前駆細胞に結合して、血管から出て骨に取り付くよう指令を出します。そうして血管から出てきた前駆細胞が骨の表面で塊になり、新たに破骨細胞として骨を食べる細胞になるわけです。

M　血液中にあるときは、何も食べていないんですか？

S　骨を食べるのに特化しているので、破骨細胞になってからですね。ちなみに、塊になってからでは大きすぎて血管からにじみ出せないので、前駆細胞として血管の外に出てくるのでしょう。

M　しかし、歯もない細胞がどうやって硬い骨を食べるんですか？　マクロファージが菌を食べるときは、そのまま飲み込んで消化してしまうのですよね。

S　最初に自己免疫疾患の項で出た自分の死細胞を食べるマクロファージは確かにそうでした。しかし破骨細胞の相手は骨という大きくて硬い組織なので、食べ方がまるで違っていて、先に溶かしてから吸い込む感じです。

M　骨をどうやって溶かすの？

S　破骨細胞が酸を出して骨表面を溶かします（図2－5）。この機能を見ても、破骨細胞は変身前のマクロファージ時代とはまるで違った細胞であることが分かります。

M　なんか血を吸うヒルって生き物みたいね。沼とかで身体にくっついてくるのを映画で見たけど。

S　骨表面で溶けた骨をすすっている破骨細胞はヒルのイメージに近いかもしれません。反面、食べずに骨の表面を動き回っている破骨細胞もいます。

M　食べずに何しているんですか？

S　よく分かりませんが、うろうろしているものは骨を食べず、じっとしているものは食べていることが多いようです。

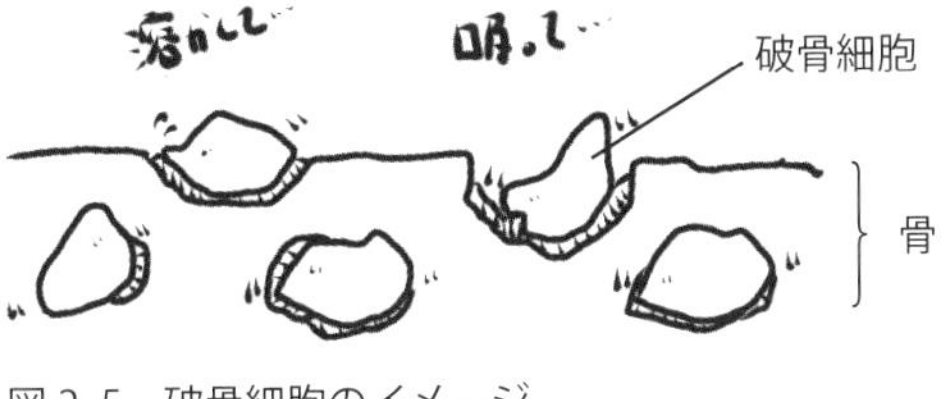

図2–5　破骨細胞のイメージ

いずれも形を自由に変えるアメーバ状の細胞で、食べていたものが動き出すこともあれば、逆もあります。

破骨細胞のライブイメージング

M　体の中なのに、まるで見てきたように言いますね。

S　それは実際に生きている動物の骨の表面で破骨細胞を見ることができるからです。生きたまま映像で観察することをライブイメージングといいますが、破骨細胞のライブイメージングにおいて大阪大学はパイオニア的な貢献をしています。

M　細胞が動き回ったり、じっと骨に取りついて食べたりとかが見られるの？　でもどうやって？

S　多光子励起蛍光（たこうしれいきけいこう）顕微鏡といいますが、身体の中を透過しやすい赤外線を使ったレーザー光を当てて、生きたままのマウスの骨の表面の破骨細胞を光らせるのです。動くと撮影できないのでマウスには全身麻酔で眠っていてもらいます。レーザー光が当たると光を出すようにあらかじめ破骨細胞に細工が必要ですけど。

M　ネズミにとってもありがたいわね。それで破骨細胞の一個一個の見分けがつくのですか？

S　つきますよ。ただし、この顕微鏡システムは徐々に改良されてきたので、当初2009年ごろは細胞が光の粒としか見えませんでした。血管の中を通過する破骨細胞前駆細胞が確認できるのがやっとでした。２０１３年になると、一個一個の動きが明らかになり、動いたり、じっとしていたりという様子が確認できました。

M　骨を溶かして食べている様子も見えたんですか？

S　技術の進歩はさらに続いて、２０１６年には、実際に骨を溶かしている部位だけを可視化（見えるように）する蛍光色素を使い、破骨細胞と同時に別の色で観察することに成功しました（図２－６）。

M　何色も色分けできるの？

S　２０１６年の論文では、破骨細胞は赤色に光るのですが、骨を食べている場所は黄緑色に見えます。破骨細胞は酸を出して骨を溶かすと言いましたが、酸性の場所が黄緑に光る仕組みです。

M　生きたまま体の中まで見られて、色分けまでできるってすごいことよね。

S　そうですね。これまでは観察する細胞の時間を止めるための処理で、細胞は死んでしまいましたし、観察しやすくするために、小さくしたり薄くしたり、組織を取り出して加工しなくてはなりませんでした。死んでいるのと生きているのでは、決定的に違うのは何だと思いますか？

M　動かないことかしら。

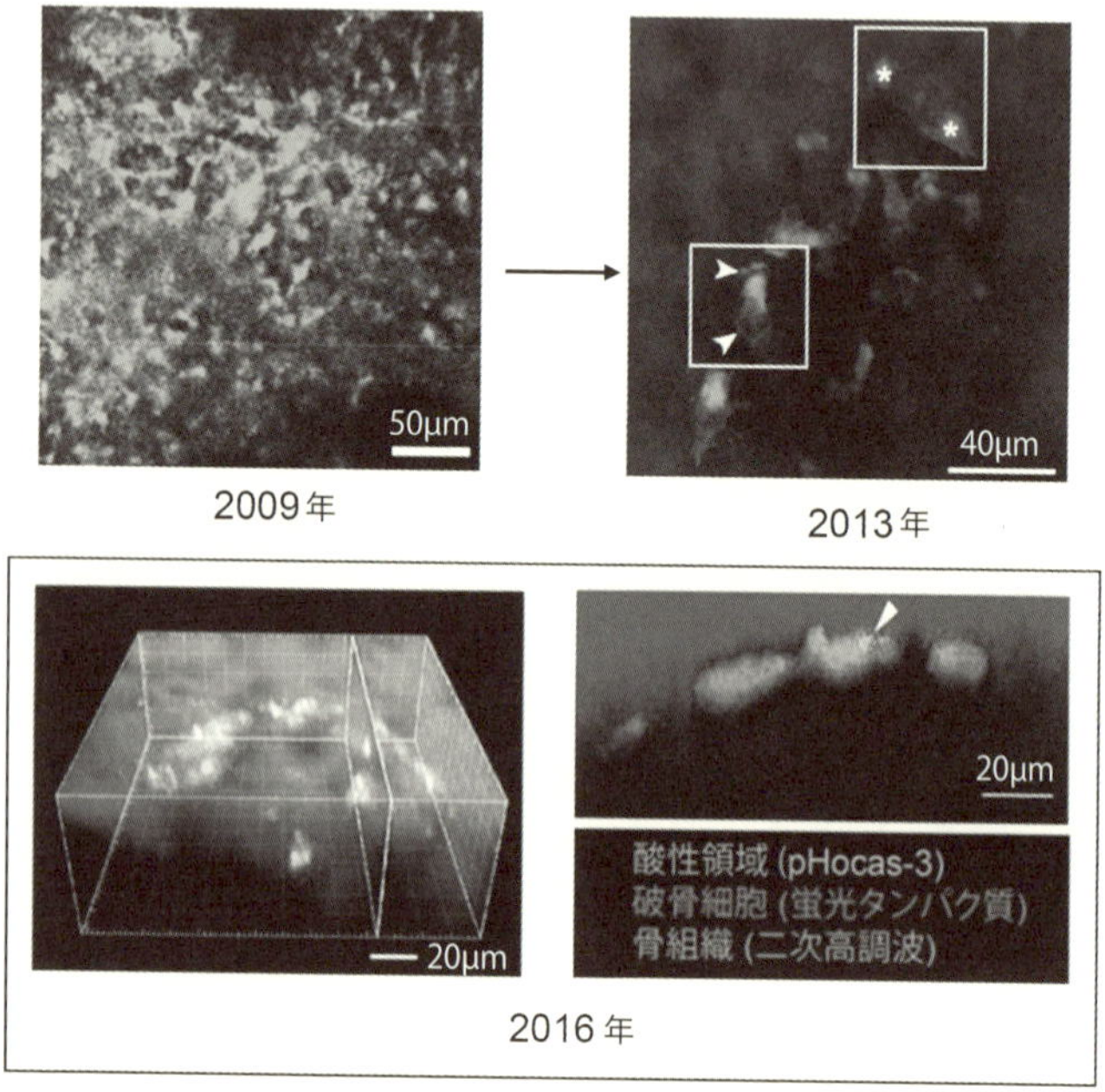

図 2-6　破骨細胞を見る技術の進化
初めは各細胞が光って動きが見えるだけだったが（2009）、個々の細胞の形（2013）、個々の細胞の骨の食べ方までがそのまま見えるようになった（2016）。
（大阪大学の石井優教授、菊地和也教授より提供。モノクロ化）

S　そうです。生きたまま、できるだけ長い時間観察できれば得られる情報量が多くなります。新しく開発された色素は光を長時間当てても色が褪(あ)せません。そこで、24時間に渡って破骨細胞の働きを観察することができました。その結果、食べる速度や、食べたり食べなかったりの周期など、破骨細胞による総合的な骨の破壊強度が客観的かつ定量的に分かります。

M　発見することだけが研究じゃないのね。見たいものを見るための技術を開発するって、なんか実験する人の執念を感じさせますね。

S　破骨細胞を初めて生きた生体内で観察してから7～8年ですが、見たいものを見るために新しい機器や薬剤が開発され、さらに見たいものができるという相互作用が起きています。

M　そうまでして、破骨細胞を観察する理由は何でしょうか？

S　骨が食べられすぎて患者さんの骨がもろくなり苦しむ場合、これまでの代表的な治療法は破骨細胞を殺す薬剤の投与でした。これは骨を食べているかどうかに限らず破骨細胞をまとめて殺すものです。

M　ということは、無実の破骨細胞も一緒に殺されてしまうと？

S　そうなんです。こうした強い薬は副作用も起きますので、使わないのに越したことはありませんが患者さんには薬が必要です。一方で、体内をライブイメージングで観察して、骨を食べている破骨細胞と食べてない破骨細胞を数えれば、骨の恒常性に関するバランスが分かります。

M　食べている細胞が多すぎたら？

S　食べない状態にしてやればいいのです。そうした薬はすでに見つかっていますし、細胞を殺すわけではないので副作用を抑えられるでしょう。

M　観察中に薬を投与すれば、細胞が変化する様子も見えますか？

S　ライブイメージングの使い方として有効で、すでにマウスに対して使われています。というのも、細胞を取り出して試験管中で薬をかけるとよく効くことが多いのですが、実際に生きた動物となるとまったく別で、本当に効くかは未知のものですからね。

M　やっぱり生物の身体は複雑なんですねえ。

S　まして免疫反応は全身で起こるので、一部の細胞だけ取り出して実験しても、病気そのものを知ることはできません。

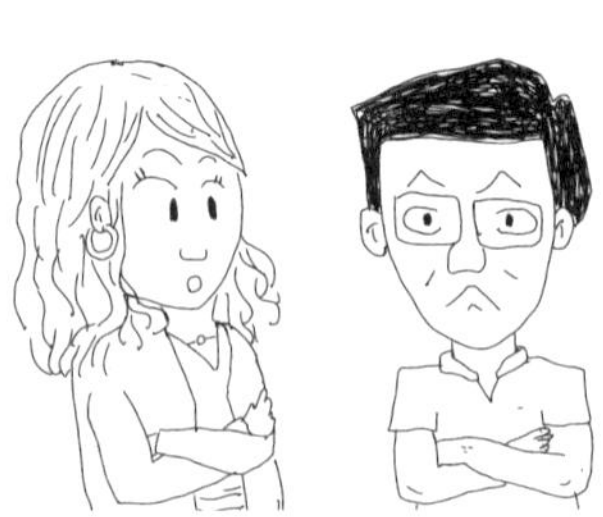

6　免疫指令室の命令権争い──敗血症を止められるか

M　免疫反応は全身で起こるっておっしゃいましたよね。ほかに、免疫反応や炎症にはどんなものがありますか？
S　ここでは、全身性の炎症として敗血症《はいけつしょう》を取りあげたいのですが、この病気についてご存知でしょうか？
M　敗血症といえば……忘れられない思い出あります。
S　どなたかお知り合いがかかったとか？
M　お知り合いというか、私はキーラ・ナイトレイという女優が好きなんですよ。
S　「パイレーツ・オブ・カリビアン」に出ていた気の強そうな人ですよね？
M　ハリウッドの映画のイメージではそうかもしれませんけど、彼女はイギリス出身で、本国では文芸映画にも出演してきた人です。
S　そういえば、ジェーン・オースティン原作の『高慢と偏見』の映画化に出演していましたね。

M　先生、よくご存じですね。彼女の代表作に「つぐない（Atonement）」という映画があって、彼女は貴族の女性を演じるんですけど、身分違いの恋に落ちて勘当され、その後戦争に行った彼の帰りを待ち続けるという映画でして。

S　敗血症はどこに出てくるんですか？

M　ジェームズ・マカヴォイ演じるその身分違いの彼が、英国軍帰還の日に、異国で敗血症で亡くなるというところです。

S　随分と深刻なストーリーですね。

M　映画はさらに深刻な話しになりますが、それはさておき、これまでの先生とのお話で不思議になったことがあります。映画で敗血症にかかった彼氏は、大けがだったわけではなく、顔とか綺麗なまま静かに眠るように息を引き取るのです。映画だからかしら？　敗血症が全身の炎症と聞くと、もっと苦しんで見るも無残な姿のなるのではないかと思いまして。

敗血症の原因は細菌感染

S　敗血症は細菌の感染がもとで起こる症状で、外傷や火傷はその典型的な要因です。「つぐない」は第二次世界大戦中が舞台ですよね。戦場では軽い傷でも、衛生状態の悪さから感染の危険が高かったと思います。ジフテリア菌やインフルエンザウイルスも感染力が高いので戦場では多くの死亡原因になりましたが、それは病原体そのものの性質によるものでした。

M　病原体そのものって、菌とウイルスの毒性？

S　ええ。ところが敗血症の原因となる細菌は特別な菌ではなく、どこにでもいるような普通の菌で、通常は毒性もそこまで強くありません。ところが敗血症のショック症状による死亡率は高く、最近は下がったとはいえ30～40パーセントに達しています。戦場だけでなく今の日本でも起こるもので、国内外で恐れられています。特に発症初期の手当てが遅れると死亡率が高くなります。

M　えっ。そんなに怖いんですか？　でも普通の菌でなぜそんなに危険な状態に陥るのですか？

免疫の暴走

S　一言で言うなら「免疫の暴走」です。細菌の感染がスイッチになり、自らを守るはずの免疫システムが狂ってしまいます。スイッチを入れた細菌の毒素と免疫システムの誤った情報が血液に乗って全身に回るため、敗血症の全身症状が出るのです。

M　名前から連想していたんですけど、血液の病気じゃないのね？

S　ちなみに、傷から感染する場所として見逃せないのが病院の手術室です。体力の弱った患者さんでは術後感染は深刻です。よく外科医を扱ったドラマで手術前にごしごし手を洗っているシーンがありますが、あれは術中・術後感染を防ぐためです。

M なるほど。それで免疫の暴走って、何が起こっているんですか？

S この章の最初に述べたように、免疫の炎症反応には４つの要素があります。発赤（ほっせき）、熱感、腫れ、痛みね。

M そのどれもが、限度を越えなければ身体を守るのに必要なものという話でした。

S そんな簡単には限度を越えませんよね？

M ある一定の時間、炎症反応は増大しますが、それを越えると人間の身体は逆に働きます。負のフィードバックを起こします。つまり元に戻そうとするわけです。

S 免疫反応を抑えるということですか？　どうやって。

M 免疫反応を終わらせるための細胞があります。それも免疫細胞ですけど、もう敵はいなくなったから元に戻せと指令を送るわけです。

S 他の免疫細胞にどうやって指令を送るんですか？

M 細胞が他の細胞に情報を送るために放出するタンパク質をサイトカインといいますが、免疫反応を弱める指令を送るサイトカインがあるわけです。

S 弱めるサイトカインがあるなら強めるのもあるでしょうね？

M そちらの方が問題になるので、よく研究されています。免疫細胞が出すインターフェロン、ＴＮＦ（ティーエヌエフ）、インターロイキン６などが強める代表です。

M　インターフェロンは聞いたことがあるわ。

S　インターフェロンもTNFもタンパク質で、抗ガン作用を持っているので有名です。もちろん、生体に必須であり、普段は免疫システムの一員として身体を守っています。

サイトカインの嵐

M　ガン細胞を増えないように殺しているわけね。

S　細菌感染でも最初は同じことが起きます。しかし炎症性サイトカインは次の炎症性サイトカインを出すような命令として働き、勘違いした免疫細胞はサイトカインを過剰に出し続け、それが次のサイトカインを……となると免疫反応の暴走は止められず、しかもサイトカインは血液に乗って全身にまわります。これがサイトカインのストーム（嵐）（図2－7）と呼ばれるものです。重症の敗血症ではこのサイトカインの嵐が起きていることがほとんどです。

M　怖いわねー。そうなると敗血症はどのような症状が出るのですか？

S　例えば、炎症で赤く腫れるのは血管が拡張して血液が過剰に流れ込むからですが、これが敗血症のように全身で起きたらどうなると思います？

M　血管が拡張するということは水が流れるホースが広がるのに似ていますか。だとしたら、中を流れる血は勢いがなくなりますね。

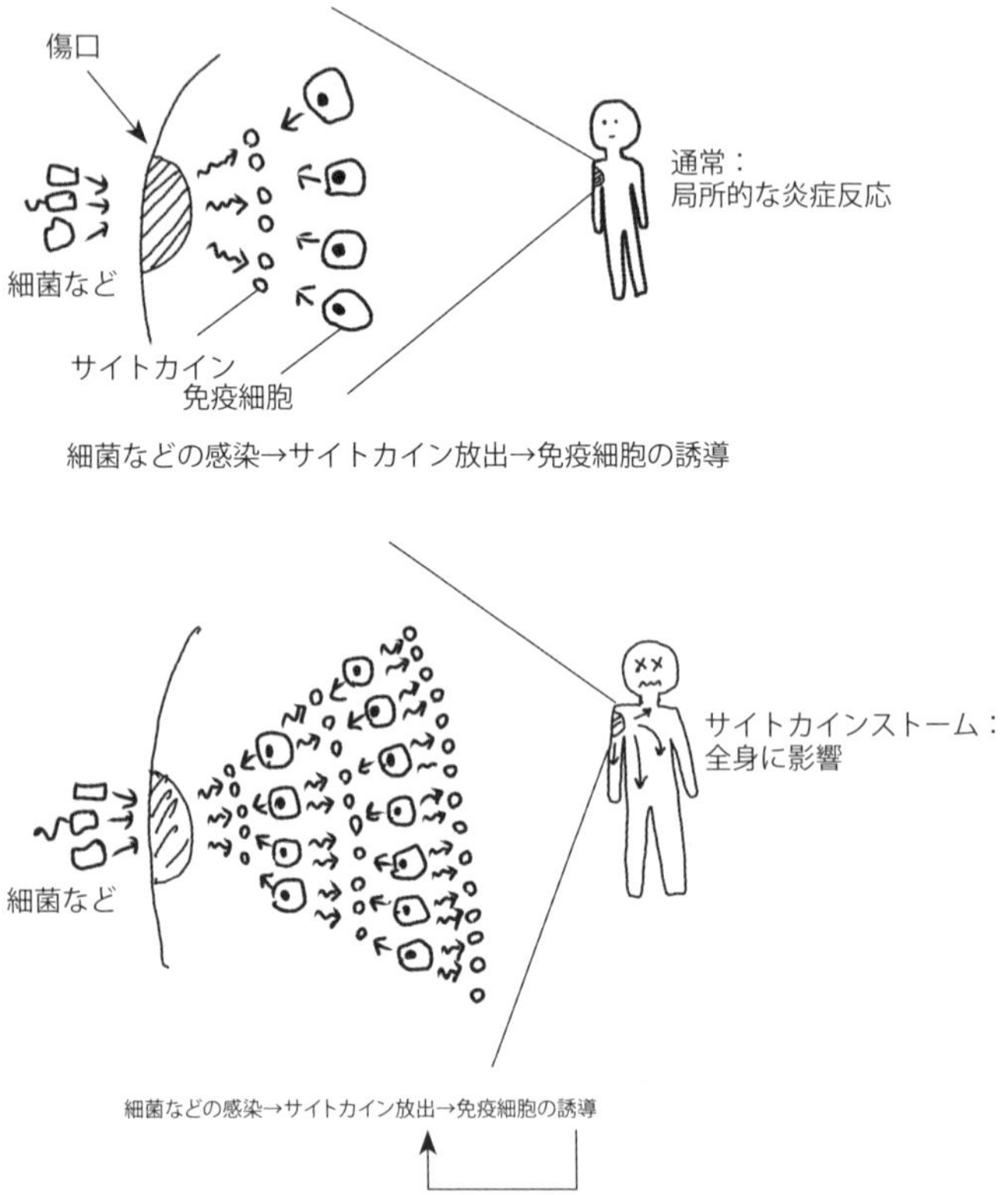

図 2-7　サイトカインストームのイメージ

多臓器不全

S　それは血圧が下がることに相当します。つまり低血圧性のショックを起こして臓器に血液、すなわち酸素と栄養が送られなくなります。

M　映画の中の敗血症の兵士も、最後は青ざめて起き上がれなくなっていました。

S　敗血症ショックという状態ですが、肺・腎臓・肝臓などの臓器が同時に機能停止を起こし、急性多臓器不全という症状に陥ります。こうなると手がつけられません。敗血症性ショック患者の死亡率が高いと言いましたが、早期、例えば診断で疑われてから6時間以内に積極的な治療を開始しなかった場合、治癒は不可能に近いようです。

M　それでは、敗血症に決め手となる治療はないのですか？

S　炎症が全身に広がると難しいでしょうね。ただし新しい研究で、炎症そのものでなくその根幹に働きかけるヒントがあります。

M　炎症の根幹とは？

S　敗血症のもとになったのは炎症性サイトカインというタンパク質の嵐でした。次々と出てくるタンパク質が全身に炎症を広げていたわけですが、これをいちいち相手にしていたのでは、大量の薬を打たなければなりません。

M　副作用も怖いですよね？

S　そうしたきりがない力ずくの戦いではなく、タンパク質を作れという命令そのものを断てないかという研究の話です。

M　タンパク質を作れという命令はどこから出ているんですか？

S　もともとはＤＮＡに遺伝情報の一つとして書き込まれていて、病原体に感染したという情報をもとに命令が出ます。ＤＮＡは細胞の核の中にありますので、サイトカインを作れという命令は、細胞内の核から出ているといえますね。

M　その命令を絶たなきゃならないんですよね。

S　サイトカインに限らずタンパク質は、核内の遺伝子から出た命令が細胞内に伝えられて、それをもとに細胞内で合成されます。それがさらに細胞表面から血中に放たれるわけです。もしもサイトカインが過剰に細胞外に出ると、先ほどから言っているように全身にまわりながら炎症の嵐を起こします。しかし、細胞内の命令からサイトカイン合成までのどこかを断てば、もう作られません。

M　そんなことできますか？

S　そこが今までのサイトカインを対象とした治療とはまったく違うところです。ＤＮＡそのものではなくタンパク質合成に直接指令を与えるＲＮＡに働きかける方法があります。

ＲＮＡ

Ｍ　ＲＮＡってなんでしたっけ？

Ｓ　まず、ＤＮＡは生物の設計図です。先祖から受け継がれてきた遺伝情報が書いてあり、細胞核の中に大切にしまわれています。ヒトの体の材料になるタンパク質を設計図からつくるときは、細胞核の外に設計図を持ち出すわけではなくて、ＤＮＡを鋳型にして使うところを書き写しています。書き写しがＲＮＡです。細胞の中で、ＲＮＡを使って遺伝子の指示通りにタンパク質を作っています。

Ｍ　遠い昔に授業で聞いたような……。とにかく、命令を止めるにはＲＮＡに働きかけるんですね？

転写因子

Ｓ　そうです。ＲＮＡの働きを強めたり弱めたりする「転写因子（てんしゃいんし）」というタンパク質が見つかっていますので、これを標的にする治療法が考えられます。

Ｍ　具体的に、敗血症の場合はどう止めるんですか？

Ｓ　マウスの細胞を使った基礎研究の段階ですが、敗血症の際に炎症を起こすサイトカインの代表的なものは、インターフェロン・ガンマです。これが放出され続ける際にはＴ－ｂｅｔ（ティーベット）というタンパク質が出ています。

Ｍ　Ｔ－ｂｅｔとやらは何をしているんですか？

Ｓ　インターフェロンの産生を細胞内で安定化しているんでしょうね。そこでＴ－ｂｅｔ

自身を作れというＲＮＡを止めてやればインターフェロンも出なくなり嵐の沈静化が期待されます。

炎症遺伝子ＲＮＡ安定化

Ｍ　紙にでも書かないと混乱するわ。ＤＮＡから設計図を書き出したのがＲＮＡ、ＲＮＡを元に作られたのがインターフェロンで、インターフェロンの手助けをしているのがＴ－ｂｅｔね。で、Ｔ－ｂｅｔを止めるのね。

Ｓ　さらにですね、Ｔ－ｂｅｔのような、炎症性サイトカイン（タンパク質）のＲＮＡを安定化させるタンパク質としてArid5a（アリドファイブエー）というタンパク質が見つかっていますので、これを止めるという方法が理屈の上ではありえます。

Ｍ　何だかややこしいですけど。つまりインターフェロンみたいな炎症性サイトカインをつくる手助けをしているＴ－ｂｅｔを手助けしているタンパク質の、Arid5aを邪魔するわけね？

Ｓ　まあそういう言い方もできますね。ちなみに、Ｔ－ｂｅｔもArid5aも転写因子です。つまり、細胞内で炎症の遺伝子を働かせようとしています。

Ｍ　転写因子はＲＮＡの働きを強めたり弱めたりすると言いましたよね。インターフェロンなんかと転写因子の違いは何ですか？

Ｓ　仕事をする場所が違います。インターフェロンなどの炎症性サイトカインは細胞

炎症遺伝子RNA不安定化

レグネース

の外に放たれて体液中を流れていきますが、転写因子はあくまで細胞の中にあって、設計図からタンパク質をつくる指令をコントロールしています。

M　Arid5a はT－betをつくるのを安定化させる仕事ですね。安定化するというのは、炎症を進めるんですか？　その逆もあるんですか？

S　そうです。安定化は炎症を進めます。逆というのは、炎症遺伝子の不安定化、つまり炎症を収束させる方向になります。そのためには、炎症を起こす遺伝子のRNAを分解してしまえばよいわけです。サイトカインをつくるRNAを分解するタンパク質（酵素）を最初に発見したのは大阪大学の研究グループでレグネース（Regnase）と名付けられました。

M　炎症を進めるには、炎症遺伝子の転写を進めて、止めるには遺伝子を壊してしまうんですね。両方がちょうどよく起きないと大変なことになりませんか？

S　ええ。炎症は各組織で生じるので、免疫細胞の外部で起きています。しかし、免疫細胞の内部では、炎症性サイトカインを作ろうとする一派（T－betやArid5a）と作らせまいというレグネースそれぞれの指令が飛び交いお互いがしのぎを削っているのです（図2－8）。

M　戦争に例えるなら、サイトカインという兵隊レベルでなく指令室での命令権争い

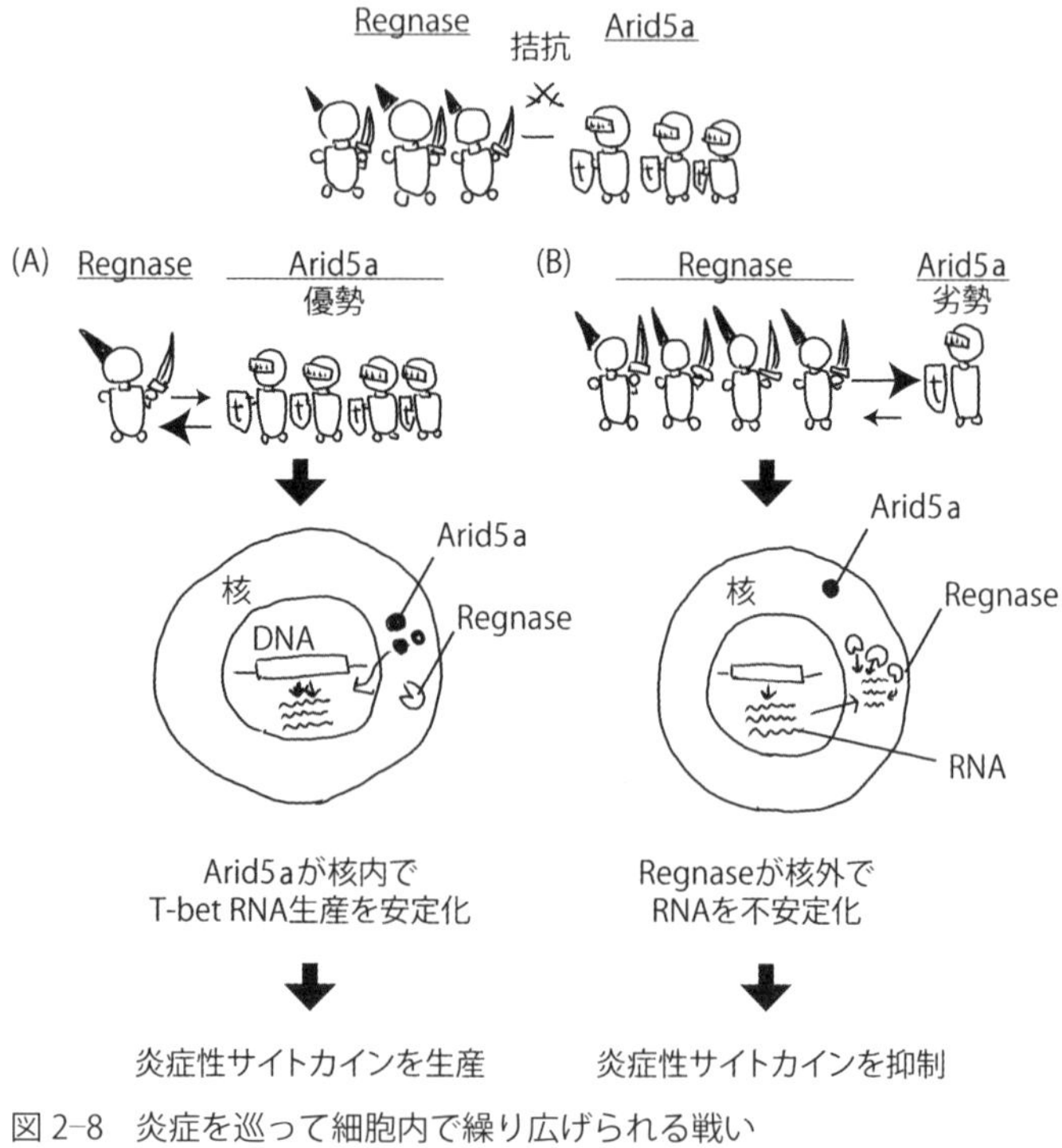

図 2-8　炎症を巡って細胞内で繰り広げられる戦い
炎症反応が起きるのは免疫細胞の外だが、そのための指令を出すのは免疫細胞の中にある遺伝子たちだ。炎症を抑える Regnase-1 と炎症を促進する Arid5a は、宿敵といっていいだろう

ってわけね。

S　それはうまい例えです。

M　今日はいろいろ教えてもらいました。炎症が辛くて厄介だけど、ある程度は必要ということが分かりましたし、その時体のなかで何が起こっているのか、ちょっと分かりました。体の中が頑張っているのだから、自分で体を大事にしないといけないわね。それに、免疫のことが分かってくると、病気の治療法も変わることも分かりました。

S　自己免疫反応による炎症はさまざまな角度から研究され続けています。基礎研究が実を結ぶ日を待ち望んでいる人は多いでしょう。

コラム2
知られざる日本のお家芸

大学受験の偏差値的観点からすれば、東京大学・京都大学の1位・2位は揺るがず、大阪大学はそれ以下ということになる。しかし大学の研究レベルをはかることはもう少し複雑であり、学問分野別に行われるのが普通である。アメリカに本社を置くクラリベイト・アナリティクス社（旧トムソン・ロイター社）は、毎年高被引用論文数研究機関ランキングを発表している。これは世界で日本が大きなインパクトを与えている分野と、その分野において国内で特に影響力の高い研究機関を把握する試みだ。

２０１６年４月に発表されたデータ（前10年間の合計）によると、日本の世界順位は、化学、免疫学、材料科学の5位が最高位だった。物理学の6位も含めた4分野において、日本は世界の研究コミュニティの中で大きな存在感を示しているという。そのうち免疫学で国内圧倒的な1位を占め続けているのは大阪大学。しかし、それをどれだけの人が知っているだろうか?

科学が一般の話題になる代表といえばノーベル賞だろう。ここ数年の日本人受賞者として、材料科学分野で青色発光ダイオード開発の三氏受賞（物理学賞2014）があるものの、山中伸弥（医学13位）、梶田隆章（宇宙科学11位）、大村智（微生物学12位）、大隅良典（生物学・生化学7位）各氏は免疫学より下位の分野から選ばれている。つまり、日本は「少し苦手な分野で最高の評価を得た」といえる。

論文の平均的価値と一般認知度には大いなる解離があるのだろうが、その顕著な例は農学分野かもしれない。日本の世界順位は17位と全学問分野でも下位である一方、長年の品種改良や養殖技術の向上で日本の食材の質の高さは世界中に認められている。

話を戻すが、インパクトの高い論文の数において、日本が世界で総合10位というのは少しさびしい結果ではないだろうか？　日本はより上位のフランス、イギリスの2倍近い人口を抱え、ドイツよりも人口が多いのだ。各分野の基礎研究者も少なくないはずである。科学・技術立国を自称しているが、少なくとも論文引用の数値はそれを示していない。ノーベル賞という「過去の業績の遺産」に喝采を送るだけでなく、20〜30年先を見据えて研究を支援しなければ、その頃には論文への評価と輝く栄光のどちらにも見放されるだろう。

第3章
高校生と学ぶ
——えっ、これも免疫が関係していた？

筆者は大阪大学の豊中キャンパスで学生向けに講義することが多いのですが、授業には大阪大学の1、2年生に加えて高校生を迎えています。いずれも大阪大学と提携のある地元の高校生の皆さんですが、将来医師や研究者を目指す子も多いので大変熱心に聴いてくれます。冬休み、そんななかから、本日は高校1年生の鹿野丸君とポン太君の訪問を受けました。

1　メタボも免疫の病気？

高校生・鹿野丸（かのまる）君（以下鹿野丸）　学校で免疫の授業を受けて、坂野上先生の講義もずいぶん役に立ちました。それで思ったんですけど、免疫学って免疫細胞の働きを探る学問ですよね？　そう考えると、意外と単純な気がして。免疫細胞の種類ってそれなりに数はあるけど、限りはあるでしょう？　それらを分類して一つ一つ調べていけば、いずれはすべての免疫反応は分かってしまうんじゃないですか？

坂野上（以下Ｓ）　たしかに高校の理科の教科書や一般向けの図書を読むと、免疫学は細胞生物学、つまりさまざまな細胞を研究対象とする生物学として描かれていますね。病原体に感染したり自己免疫反応が起きたりすると、それに対処する免疫細胞が現れ身体を防衛するという筋書きです。ただ、私たちの身体は単純じゃなくて、ビーカーや試験管の中の溶液とは違います。実際には細胞を取りまく環境からさまざまな影響を受けているわけです。

高校生・ポン太君（以下ポン太）　さまざまな環境というと、どんなものがありますか？

Ｓ　身体を構成するのが、病気にかかった細胞や器官と免疫細胞だけじゃないのは分かりますね？　例えば、血液中には病原体であるウイルスなどの毒素と免疫細胞以外にも赤血球などの細胞やさまざまなタンパク質が流れているわけです。それらは相互作用して免疫反応を弱めたり、ときには予想外に強めたりもするわけで、免疫学が複雑だといわれるのはそのためでしょう。

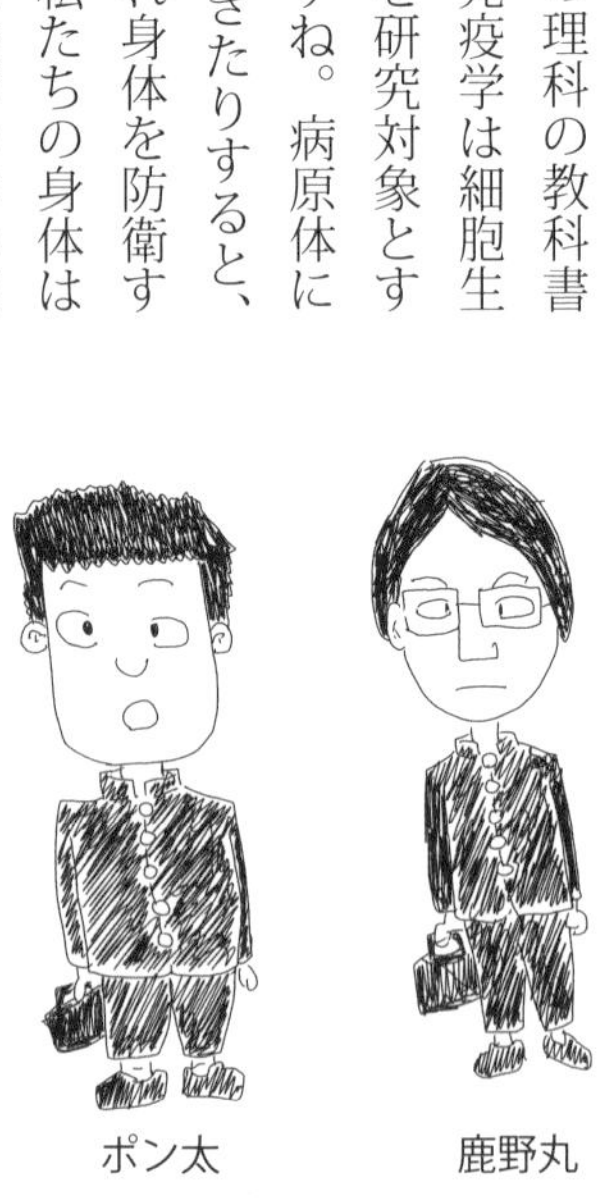

鹿野丸　つまり免疫の機能や薬が期待通りに効かなかったりするわけですか？

S　免疫に限ったことではないですが、細胞で行う実験と動物の身体で行う実験は違う結果が出ることが多いのです。さらに、動物実験と人間の身体でも同様です。実験用のマウスと人間では、違う結果が出て当然のように思うかもしれませんが、哺乳類という意味ではかなり近い動物です。臓器の働きもほぼそのままで、免疫細胞も同じものを持っています。ところが、試験管の中でマウスの細胞に効いた薬を、マウスの身体に投与しても効かなかったり、マウスの身体に効いても人間の細胞や身体には効かなかったりとなれば、われわれの身体の複雑さを思い知らされます。免疫機能の複雑さも同様で、免疫学者や医師が知恵を絞ってもなかなか制御できずにいるわけです。

ポン太　授業で紹介された自己免疫疾患やガンなどがなかなか克服できないのも、そのためですかね？

S　もちろん、病気の克服は一筋縄ではいきませんが、免疫は難しい難しいとそればかり言っていても、仕方ないでしょう。今日は、病気と免疫の関係に関して最新研究を伝えたいんだけど、少し意外なものも混じっていると思う。題して「えっ、これも免疫が関係していた？」。

メタボリック症候群

鹿野丸　よほど、意外なものが出てくるんでしょうね。期待していいですか。

S　そう言われると少し自信ないかな。普段私たちは、この病気が免疫に関係していて、あの病気は関係していない、などと特に意識しているわけではないしね。

ポン太　けがをしたときに腫れたり痛んだりしますけど、あれも免疫反応だと授業で教わりました。病気はむしろすべて免疫に関係していると思ってもいいのかなと思ったのですけど。

S　たしかに免疫反応は私たちが意識していなくても日常的に働いているといえるね。例えばガン細胞ができても、すぐに免疫細胞が処理している。一説には人体では毎日一億個くらいのガン細胞が生まれては殺されているというからね。しかし、日常的で意識できて、しかも目に見える病気もある。メタボリック症候群と呼ばれる病気の一群だ。

鹿野丸　メタボですか？　それは意外だなあ。中年太りというやつですよね。これは免疫というより老化とか不摂生の結果とか、生理現象のようなものに思えます。

S　メタボリック症候群はただの中年太りではないよ。たしかに一昔前までは成人病と呼ばれていたからね。年をとったら細胞分裂能力が低下して身体の代謝能力は下がるから、必要なエネルギーは少なくてすむ。それにもかかわらず若い頃と同じように食べていたら余分なエネルギーは脂肪として皮下や内臓の周りに蓄積していく。これが一般的なメタボのイメージだと思う。

鹿野丸　そのとおりですよ。免疫が関係するメタボ症候群があったら教えてもらいたいものです。

S　メタボの人は肥満と同時に高血圧、高血糖、脂質代謝異常というものを複数抱えていることが多いんだ。脂質代謝異常というのは血液中のＬＤＬコレステロールや中性脂肪が多い状態、またはＨＤＬコレステロールが少ない状態をいう。つまり、俗にいう「血液ドロドロ」という状態です。

ポン太　メタボで血がドロドロになるなら、お腹さえ引っ込めればいいっていうわけではなさそうですね。

2 メタボ1——なぜこんなに痛い？　痛風悪化の原因

S　中高年のお腹の周りにポッコリ脂肪が付くのがメタボのイメージと言ったね？　このポッコリは血圧や血液中の血糖値やコレステロール値の目安となる。これらを放置するとどうなると思う？

ポン太　糖尿病とか、心臓病とか、成人病にかかりそうです。

S　そのとおり。君たちは今のところポッコリお腹には、まったく縁を感じないと思う。しかしあっという間だから注意が必要だ。ところで、これ以外に中高年の病気の代表のようにあげられるのが痛風だ。

鹿野丸　風が吹いても痛いっていうやつですよね？　ビールのプリン体を控えろっていう。メタボと関係があるんですか。

S　痛風にかかっている人は、メタボが当てはまることも多いですが、痩せた痛風患者も珍しくありません。しかし共通しているのは、とにかく痛風は痛い！　聞いたことはありませんか。

痛風

プリン体と尿酸

鹿野丸　親戚の叔父さんがかかっています。なんか、足の指の関節がものすごく痛いらしいですけど、見たところそれほど腫れているわけでもないし、少し大げさに見えてしまいます。しかも叔父さんは大のビール好きで見た目はメタボそのもの。プリン体を大量に摂取しているようなので自業自得な面もあるように思えます。

S　痛風患者の90パーセント以上は男性で、実は私も痛風予備軍というか治療中の患者だから言わせてほしいけど、痛風はほんとに痛いよ。しかも、それまで兆候がなかったのに、ある朝起きたら激痛で立てなくなっていたからね。37歳の冬だったけど、後で聞いたら父親も同じ年くらいで発症したので、まあそういう家系なんでしょう。メタボどころかむしろ同世代の中ではお腹は出ていない方だった。おそらく体内の核酸（ＤＮＡ，ＲＮＡ）由来のプリン体が変化した尿酸を貯め込みやすい体質なので、ビールを断ったぐらいでは痛風は防げないような気がするな。

ポン太　先生を刺激して悪いですけど、もしや隠れ肥満っていうやつだったんじゃないですか？

S　男子高校生でも意外に肥満に詳しいですね。

鹿野丸　叔母さんからビールだけの責任だけではないという話を聞きましたよ。食べ過ぎだって。で、痛風は血液中に針みたいな尿酸の結晶ができてそれが神経を刺激するから痛いらしいって言ってました。結晶化するのは血液に溶け込める量の限界を超えたからでしょう？　そう考えると、化学的なことで、免疫細胞が登場するようには思えないんですけど（図3－1）。

尿酸結晶

S　勉強してきたね。たしかにとがった尿酸結晶が神経を刺激して痛みが発生するイメージが間違っているわけではないけど、そこにも免疫反応が深く関係している。

ポン太　腫れるということは、免疫細胞が集まり炎症を起こしているということなのでは……。

S　その可能性も考えられるね。しかし一般的な炎症以外にまず痛風特有の炎症悪化要因があるわけだ。考えてみたら、細菌やウイルスの感染症ならともかく、ただの化合物の結晶であれだけ痛い思いをするのは尋常じゃないわけで、患部で何が起こっているかは、私も長らく興味の対象だった。

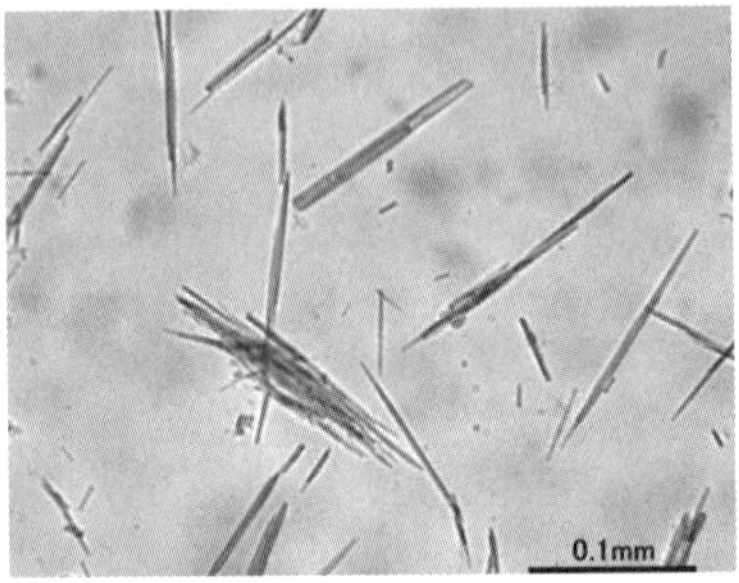

図3–1　痛風を起こす要因である尿酸（ナトリウム塩）の結晶
とがった針状の結晶はいかにも痛そうだが、痛風悪化の要因には免疫細胞も深く関与している。
写真：伊東山勤氏提供（http://www1.cncm.ne.jp/~itoyama/msu.html）。

マクロファージが尿酸結晶を食べる

鹿野丸　よっぽど痛い思いをしたんでしょうね。

S　個人的な思い入れはともかく、ずいぶん昔から知られている痛風という病気の悪化要因が解明されたのは、なんと2013年だというから驚きだね。

ポン太　ずいぶん最近ですね。

S　激しく痛むということは、免疫学的に考えると傷害性サイトカインと呼ばれるタンパク質が大量に作られて炎症を起こしていることによるものだ。しかしなぜそこまでサイトカインが作られるのか？　という問いになる。やはり、免疫細胞、特に食細胞が深く関係していることが分かった。

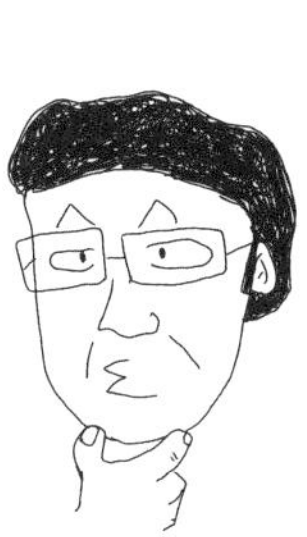

鹿野丸　免疫細胞で食細胞といえば、代表的なものはマクロファージでしょう？

S　そのマクロファージは、とにかく大食いの食細胞で目の前を通る異物を片端から食べる。尿酸結晶やコレステロール結晶なども食べるんだが、尿酸結晶は針状の鋭い結晶だから、取り込まれた後に細胞内の器官を傷つけることになる。特に、ミトコンドリアが損傷されるのが問題で、壊れたミトコンドリアに刺激されたマクロファージから産生されたインターロイキン1（IL－1）、インターロイキン18（IL－18）といったサイトカインが、周囲の細胞を刺激してさらなるサイトカインの産生をもたらす。さらに、Ｔ細胞などの免疫細胞活性化を誘導し、強い炎症を起こすという連鎖、いわゆるサイトカインの嵐（サイトカインストーム）になっているわけだね（図２－７参照）。

鹿野丸　嵐という言葉から察するに、免疫を刺激する物質が吹き荒れているんでしょうか？

Ｓ　刺激物質が吹き荒れて、さらにほかの刺激物質を呼び寄せる感じでしょうか。天候に例えるなら、梅雨時期の停滞前線付近で集中豪雨が続くようなイメージです。

ポン太　つまりそれって患部周辺で免疫反応が止まらない状態ですか？

Ｓ　そうです。敵がいないから攻撃しなくてもいいのに、激しく攻撃し続ける状態ですね。

鹿野丸　尿酸の結晶が関節を突きさしているというイメージとはだいぶ違いますね。

Ｓ　もちろん、最初に痛風発作の引き金を引くのは尿酸の結晶だけど、激しい炎症の裏には免疫細胞の過剰反応があるというある意味リーズナブルな話しだね。実は従来の説でも免疫細胞が関係していた。好中球による尿酸結晶捕食活動が起こり、尿酸結晶を食べて死んだ好中球の残骸が血管壁にダメージを与えて、発熱など炎症が起きるというイメージだった。新しいモデルは、尿酸結晶を食べた免疫細胞の中でなにが起きているかを明らかにしたわけだ。

ポン太　理由が分かれば、痛風発作を抑える薬は作れるんじゃないですか？　さっきの壊れたミトコンドリアが問題なら、それを抑えてしまうとか。

S　実は、そういう薬がすでにあったんだ。コルヒチンというもので、かなり昔は痛風発作の特効薬と思われた時代もあった。

コルヒチンの作用

鹿野丸　コルヒチンって聞いたことあるな。生物の教科書に載っていたような……。

S　鹿野丸君が教科書で見たのは植物ホルモンのところじゃないかな。それと同じものだよ。種なしスイカをつくるのに使われたのでも有名だ。

ポン太　あ、それテストにでました。ヒトの薬にも使われるんですね。

S　コルヒチンは、免疫細胞が尿酸結晶を取り込んだあと、細胞内をミトコンドリアが移動するのを抑える働きがあった。ミトコンドリアが細胞内の小胞体に接近すると炎症が活性化するので、コルヒチンはそれを抑えているというわけだ。ただ、コルヒチンの副作用も知られていて、今は使われていないと思うよ。

鹿野丸　じゃあ今はどんな薬があるんですか？

S　血中の尿酸濃度をコントロールする薬がほとんどだね。実は私も日常服用しているけど、安価で副作用も少なく効果的な薬なので助かっている。ナポレオンやモーツァルトなど有名人の痛風患者は多かったようだけど、昔は痛みを緩和するために怪しい民間療法も多かったようだ。タマネギやサクランボを大量に食べるというのもあったそうだから、昔の人は藁をもすがる思いだったんだろうね。

3　メタボ2——脂質代謝異常も免疫が食い止める

鹿野丸　痛風が深刻でメタボリック症候群と関わりが深いというのはよく分かりました。でも薬で尿酸値を抑えても、そもそもメタボはお腹ポッコリが良くないんですよね。

ポン太　長生きするには、ちょっとぽっちゃりのほうがいいっていいますよね。痩せないと言ってるくせにそれで母が妙に納得しているのは良くないと思うんですけど。

S　皮下脂肪と内臓脂肪は分けて考えなければいけないよ。メタボは内臓の周囲にたまった脂肪でお腹がポッコリするんだ。中高年になると内臓周囲のほうに脂肪が蓄積されやすくなるようだ。これに対して、皮下脂肪は誰にとってもある程度必要なもので、いつか遭遇するかもしれない飢餓状態に備えていると考えられるね。

ポン太　母はお腹まわりぼっちゃりで長生きできると納得しないほうがいいようですね。

S　TVや映画で見る芸能人の影響もあってか若い人を中心に痩せ型指向があるのは

皮下脂肪

たしかだけど、脂肪を皮下にためこむこと自体は進化の過程で得た動物の重要な能力の一つでしょう。よく体脂肪率25パーセント以上は即肥満のような書き方をされているけど、人間の体脂肪率なんて野生動物に比べたらうんと低いですよ。野生のシカやクマなんて冬に備えて秋に大量に食べて皮下脂肪をためこむけど、体脂肪率に換算して軽く40パーセント以上いくんじゃないだろうか。われわれヒトの祖先は自由に食べ物が得られない氷河期なども生き抜いたから、今の野生生物と同じ皮下脂肪を厚くする能力を持っていたでしょう。

鹿野丸　でも、ヒトは寒い冬でも服を着こむこともできます。また食糧が不足することはそうめったにないですし、クマのように冬眠もしないわけでしょう？　身体に脂肪をためこむ必要はなくなっているはずです。むしろ、脂肪という余計なものを身に着けることで体が重くなって、体調が悪くなって、エネルギーを浪費しているのではないでしょうか？

S　脂肪層が本当に余計なものかはともかく、われわれはエネルギーを食事として必要以上に摂取している。日々の代謝に必要なエネルギー以上のカロリーを摂取すればどこかに貯蔵しなければいけない。それが皮下に蓄える脂肪というわけです。それが過ぎると内臓周囲にまわされていきます。

リポジストロフィー

ポン太　ところで、脂肪と免疫にどんな関係があるんですか？

S　さっき鹿野丸君が脂肪を余計なものだと言っていたけど、身体を維持するのに必要なカロリーより過剰に摂取した油脂や糖質は皮下脂肪として蓄えられるよね。まあこれが過ぎれば余計に思えてくるわけだけど、もしいくら食べても脂肪が蓄えられないことになったらどうなるだろうか？

鹿野丸　それは、嬉しいんじゃないですか？　特に女子にとっては、食べたら太るという葛藤が日々ありますからね。いくら食べても太らない体質の人ってたまにいるようですが、羨ましがられていますよ。テレビの大食い選手権を観ていると、痩せの大食いってほんとにいますからね。

S　ここで述べたいのは、そういう他人が羨むような体質のことじゃないよ。リポジストロフィーという病気のことだ。これは脂肪異栄養症と呼ばれている。

鹿野丸　体質ではなくて病気の話？　難しい病気ですか？

ポン太　ジストロフィーって、筋ジストロフィーという病名の「ジストロフィー」と同じですか？

S　そうです。良く知っていますね。リポジストロフィーは難病です。「リポ」は脂肪を意味します。「ジストロフィー」は栄養状態が悪いとか、成長・発育状態が悪いといった意味で、筋ジストロフィーは筋力が失われていく病気だね。手足の筋肉が衰えるのは大変な負担になる。まして、われわれは呼吸をするのにも筋肉を使って肺を膨らませているわけだから、筋ジストロフィーは進行すると人工呼吸器が必要になるという深刻な病気だ。

鹿野丸　筋ジストロフィーが難病なのはよく分かりますが、脂肪が減るのはそんなに深刻でしょうか？

S　本来蓄えられるべき脂肪が皮下からなくなったらどこへ行くだろうか？

鹿野丸　考えていなかったな。まさか血液の中に溶け込むとか。

S　そう。それがリポジストロフィーの深刻なところで、痩せてがりがりになっていくのに、血液は脂肪分でどろどろしてくる。これは血管を詰まらせる原因となり、全身の臓器に障害をもたらす。全身型のリポジストロフィーの場合、長く生きるのは難しいという話だ。

ポン太　そんな病気とは知りませんでした。原因はどのようなものですか？

S　多くの場合、遺伝子の異常ということは分かっているが、後天性の場合もある。後天性は、甲状腺に関わる病気やウイルス性の病気などを引き金にして発病するらしい。ちなみに、日本の研究グループが見つけたリポジストロフィーと筋ジストロ

リポジストロフィーとマクロファージ

フィーの合併した疾患もあって、これは遺伝的先天性疾患ということが分かっている。

ポン太　大変な病気ですね……。免疫とリポジストロフィーの関係はどうなりますか？

S　実は最新の研究では、マウスのリポジストロフィーに深く関与している免疫細胞がマクロファージだ。

鹿野丸　マクロファージは、ウイルスや細菌を食べる免疫細胞ですよね？　マクロファージが脂肪も食べてしまうので痩せ細るということですか？

S　ところがまるで逆で、マクロファージがいないと身体から脂肪が抜けてしまうという話だ。

鹿野丸　なんだかよく分からないな。免疫細胞が脂肪を維持しているみたいですね。

S　一言で言えばそうなるね。普段、免疫学でいうところのマクロファージは食細胞と呼ばれ、攻撃的な性質を持っている、とされている。ところが研究が進むにつれて、病原体などの異物に対して攻撃性をあまり持たないものも見つかってきた。前者の従来型のイメージどおりのマクロファージをM1（エムワン）マクロファージ、後者をM2（エムツー）マクロファージと呼んでいる。

M2マクロファージ

ポン太　M2は何をしているんですか？

Trib1ノックアウトマウス

S　アレルギー応答や脂肪代謝などに関わっていると言われてきたが、これまでどのように生体内で働いているのか、どのように生まれてきているのかについては研究が少ない。そこで、マウスのＭ２の持つ一つの遺伝子 *Trib1*（トリブワン）に注目して、この遺伝子だけを働かなくすること（ノックアウト）を試みた。こうした遺伝子の操作をされて産まれたマウスをノックアウトマウスというけれど、このマウスは一気に痩せ細ってしまった。これはＭＲＩで撮った普通のマウス（野生型）とノックアウトマウスの断層写真だけど、白い脂肪層が抜け落ちていることが分かるだろう（図３－２）。

ポン太　脂肪が抜けると随分と身体が細くなるものですね。

S　ここに高カロリーの食事を与えたところ、野生型と違ってノックアウトマウスは皮下脂肪を貯め込めないので、血中に脂肪が溶け出

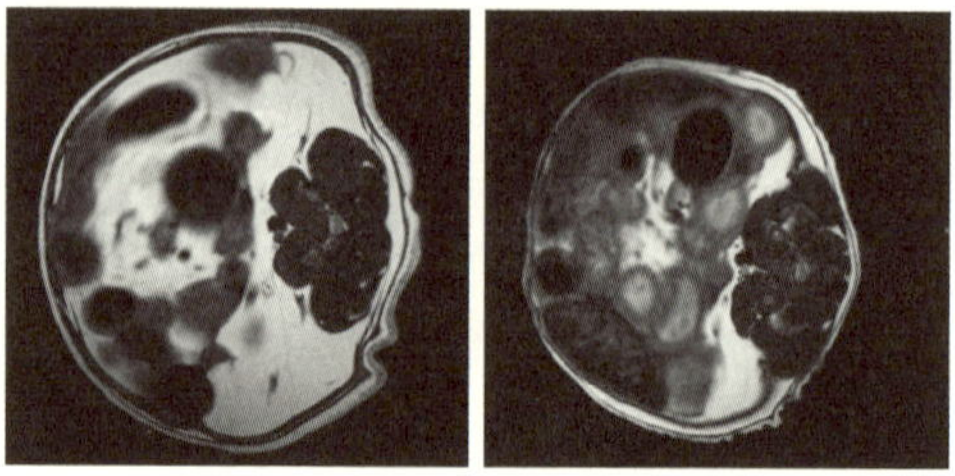

図 3–2　通常マウス（左）と *Trib1* 遺伝子が働かないマウス（右）の MRI 断層写真

マウスの持つたった一つの遺伝子 *Trib1* が働かなくなるだけで、マウスは皮下脂肪を維持できずやせ細ってしまう。（大阪大学の審良静男教授、吉岡芳親教授より提供）

し、さらに糖尿病も併発して重篤なメタボリックシンドロームになってしまった。注目すべきことに、このノックアウトマウスでは、末梢組織中の「常在型M2様マクロファージ」が無くなっていた。

鹿野丸　常在型M2様マクロファージ？　名前からすると、M2の仲間ですね？

S　M2マクロファージの仲間だが、決して一種類ではなく、いくつかの病気に対して固有の組織中に存在する「常在型M2様マクロファージ」が関係していると言われている。例えば、ほかのタイプのある「常在型M2様マクロファージ」がアレルギー反応と深く関わることが分かったが、このタイプは脂肪組織等にはまったく影響を与えなかった。また、繊維症という病気に対してだけ働く「常在型M2様マクロファージ」が見つかっているしね（第2章　4のSatMを参照）。

鹿野丸　マクロファージは異物を食べる大食いの細胞と習いましたが、まったく役割が違う種類もいたわけですね。

ポン太　皮下脂肪を維持して血液をサラサラに保つなんて、まさに新種のマクロファージですね。

組織常在型M2様マクロファージ

４　無用の器官ではなかった虫垂（ちゅうすい）

S　役割が違うといえば、細胞どころか最近になって分かった臓器の働きもあるよ。

鹿野丸　臓器レベルでですか？　解剖書って何千年も前から存在していると思いますが、働きが分かっていない内臓なんてあるんでしょうか？

S　虫垂（ちゅうすい）、いわゆる盲腸（もうちょう）の一部です。

鹿野丸　盲腸って無くても良いものの代表のように言われていますね。というより、虫垂炎（いわゆる盲腸炎）を起こすので無い方が良いとさえ言われていませんか？

S　たしかに、無用の長（腸）物という言葉があるほどイメージがマイナーだけど、最近の研究では虫垂にも、ある機能が備わっていることが分かってきた。

ポン太　それにしても、虫垂って妙な名前だと思います。何で虫なんですか？　由来はなんでしょうか？

虫垂と盲腸

S　虫垂は小腸と大腸の移行部にある盲腸から垂れた器官で盲腸の一部です。成人で大きさは大人の指くらいかな。右下腹部にある。芋虫がぶら下がっているような形なので、虫垂と呼ばれているんだ。

ポン太　芋虫ですか。

S　虫垂は草食動物で発達していて、消化しにくい植物を盲腸に棲む微生物の力で栄養分に変換させ取り入れる。人間は肉も食べる雑食なので、草食動物よりは盲腸が小さいね。

パイエル板と免疫

ポン太　その盲腸の一部だという虫垂の機能ってなんですか？

S　一言でいうなら、虫垂は免疫器官だったということだ。虫垂には免疫に関与していると思われるリンパ組織が存在するんだ。腸内には虫垂以外にも、免疫細胞を持つことが知られていている組織に、パイエル板という組織があって腸の免疫の中心を担うと考えられている。ところがよく観察すると、パイエル板と虫垂は似た構造を取っていたから虫垂が免疫機能を持つことが想像できたんだね。

鹿野丸　そうはいっても、腸の中のほんの一部でしかない小さい虫垂を取り去っても、腸全体の免疫機能は落ちないのではないでしょうか？

S　たしかに最初はそう思われた。そこで、実験で免疫系が発達していない無菌マウスの虫垂を手術で切除し、その後、腸内細菌を定着させて免疫系の変化を調べた。やがて、虫垂を切除したマウスでは、大腸で抗体の一種のＩｇＡを産生する免疫細

ＩｇＡの量

胞が顕著に少なくなった。

ポン太　それでどうなったんですか？　ＩｇＡは何をするものですか？

Ｓ　抗体にはいくつかの種類があるが、ＩｇＡはＩｇＧ、ＩｇＥなどと並んで代表的なタイプで、腸内では腸内細菌のバランスを整えていることが分かっている。つまり虫垂から供給されたＩｇＡが少なくなったことで腸内のバランスが崩れてしまったわけだ。

ポン太　虫垂の近くだけじゃなくて、腸全体でバランスが崩れたんですか？

Ｓ　そう。胃にも十二指腸にも小腸にも菌は住み着いているんだけれど、特に大腸の腸内細菌のバランスが変わってしまったね。

鹿野丸　さっき虫垂に似た構造を取るといったパイエル板もＩｇＡをつくるのでは？

Ｓ　虫垂が無くなってもパイエル板でＩｇＡを補えるのではないか？　という質問だね。ところが、この件に関しては、量だけではなく質の問題があるんだね。

鹿野丸　ＩｇＡというのはある決まった形をとるタンパク質でしょう？　どこで作られても性質は同じではないですか？

Ｓ　この場合、ＩｇＡではなく、ＩｇＡをつくる細胞、つまりＢリンパ球（Ｂ細胞）の性質が問題だ。虫垂やパイエル板を免疫器官と呼んだけど、実は免疫細胞の供給器官という方が正しいかもしれない。

ポン太　虫垂とパイエル板からB細胞が出ていき、腸内でＩｇＡを作ってバランスを整えているということですか？

S　そういうイメージかな。虫垂で作られたB細胞は小腸にも大腸にも行くが、パイエル板で作られたB細胞は主に小腸しか行かない。そこで、虫垂を切除すると、大腸に行くB細胞が極端に減って大腸内のＩｇＡが不足することになる。

鹿野丸　同じ抗体をつくるB細胞にそんな行き先の違いがあるとは不思議です。なぜパイエル板から大腸に行かないのですか？

二種類のケモカイン

S　免疫細胞の移動には、細胞を呼び寄せる役割の「ケモカイン」というタンパク質が関わっていて、この場合は大腸と小腸で別のケモカインがその役目を担う。虫垂から出るB細胞には二種類のケモカイン受容体、いわゆるケモカインの受取所があって小腸・大腸両方の要請に応えて出ていけるが、パイエル板のB細胞には一種類の受容体しかなく、小腸からの要請にしか応えられないということだ（図３－３）。

ポン太　分かったら不安になってきました。虫垂を手術で切っちゃうと、大腸の免疫バランスが壊れてしまう気がします。僕はまだ手術したことないですけど、大丈夫なんですか？

S　あくまで、この研究結果は無菌の実験室で産まれ育った、お腹の中まで無菌のマウスを使った、クリーンな動物実験だからね。生まれていろんなものを食べて多種類の腸内細菌を持っているわれわれとは違う。産まれてから何年もたった状態の人間では免疫系が発達して、虫垂切除くらいの弱点は発達した免疫系が補っているだろうね。

鹿野丸　たしかに盲腸の手術をした人は何人か知っていますが、その後特に問題になった話は聞きません。それでは、生まれたばかりの赤ちゃんが虫垂を取っ

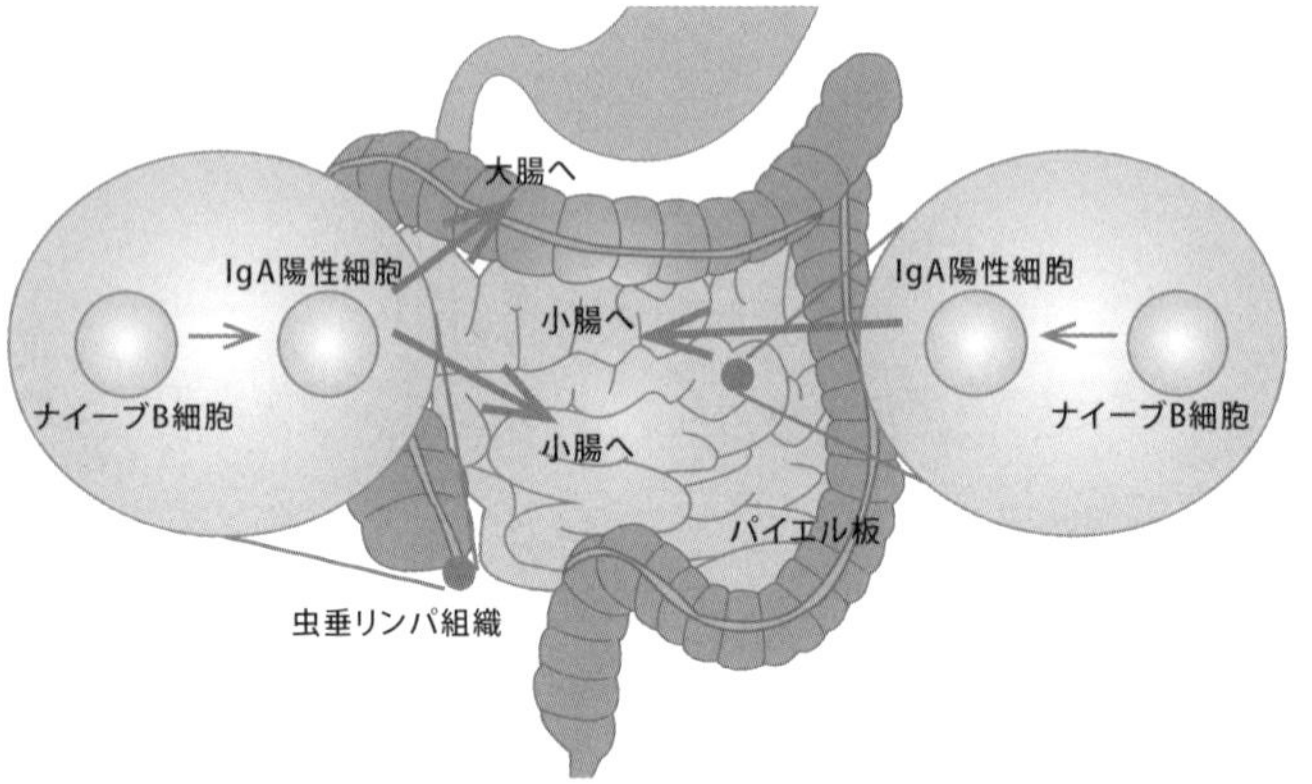

図 3-3　虫垂リンパ組織は、腸の免疫にとって重要

虫垂リンパ組織由来のＢ細胞は小腸にも大腸にも届けられ、免疫グロブリンＡ（IgA）を供給できる。しかし、パイエル板由来のＢ細胞は小腸にとどまってしまう。

（竹田潔教授（大阪大学）より提供。一部改変）

たらどうなりますか？

S　それは分からない。ヒトでは新生児の虫垂炎はきわめてまれらしい。話せない赤ん坊では診断が非常に難しいし、同様な研究はなさそうだね。

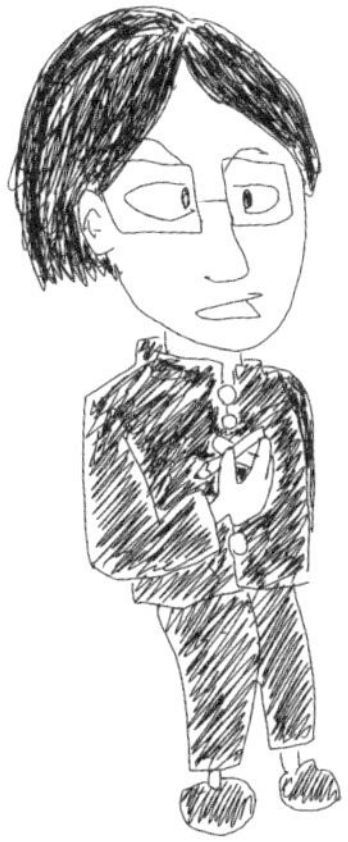

5　失明の原因となる難病（網膜色素変性症）治療の鍵

S　自己免疫疾患と呼ばれる免疫系の病気には国の指定を受けた難病が多く、今なお研究が進行中だけど、病気の発症にはある程度傾向があるように思えるね。

ポン太　共通点とは、どの免疫細胞が悪さをするかということですか？

S　少し違うね。たまたまマクロファージが関係する病気を何例か取りあげたけど、獲得免疫系のリンパ球（T細胞、B細胞）の関係する免疫病も多く、より深刻な気もする。反応がより複雑になり、治療も一筋縄ではいかないだろうし。

鹿野丸　やはり何種類もの細胞が同時に働く免疫系は複雑なんでしょうね？

免疫セマフォリン

S　その複雑な免疫システムには交通整理をするガイドのような物質が働いていると考えられ、そのうちのいくつかが見つかっている。ここで紹介したいのは、セマフォリンというタンパク質の種類で、神経細胞（図3－4）の成長時に軸索を伸ばす方向を決める物質として発見された。名前の由来は手旗信号（Semaphore）に基づいているそうだ。

鹿野丸　神経が伸びる方向をガイドするタンパク質ですか？　重要そうですが、免疫と関係なさそうですけど。

S　最初はそうだったんだけどね。免疫反応にも関わるセマフォリンというのがいくつか見つかって「免疫セマフォリン」と呼ばれるようになった。ちなみに免疫セマフォリンを発見したのは大阪大学の研究グループで、今でも世界に先駆けて研究データを発信している。

ポン太　いくつか見つかって、とおっしゃいましたけど、セマフォリンは何種類くらいあるんですか？

S　細かく分類すると結構な数があるけど、大きくは7種類に分けられている。クラス1〜7と呼ばれる。このうちクラス1、2が無脊椎動物のセマフォリンで、クラス3から7は脊椎動物が持つものだ。

鹿野丸　免疫系でもガイドとして働いているんですか？　例を見せて欲しいんですが。

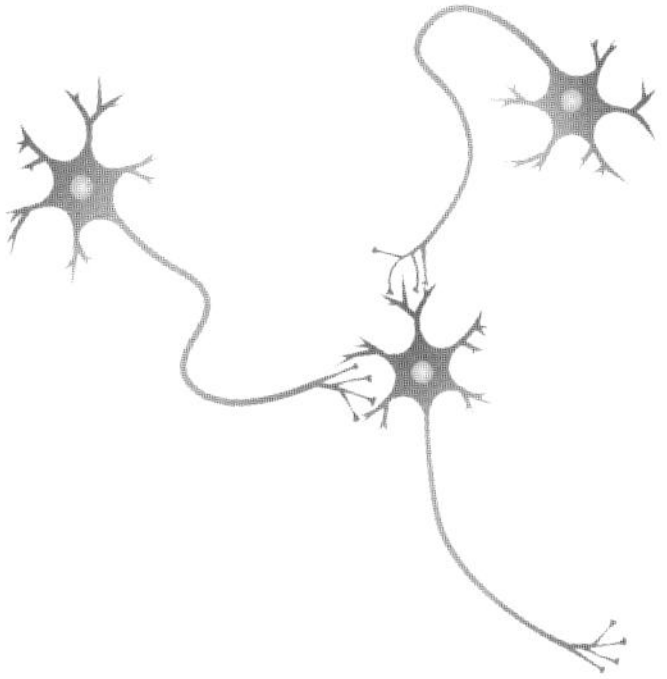

図3-4　神経細胞はこんな形
セマフォリンは、神経細胞の外側から神経の伸びる方向をガイドする。長く伸びているのが軸索。

セマフォリン３Ａの働き

S　マクロファージのような貪食細胞に、樹状細胞があったね。けがや感染症で炎症が起きると患部に駆けつける。このとき炎症部で大量に産生されるケモカインというタンパク質の濃度が高い方向へ移動していく。盲腸のときはB細胞を呼んでいたケモカインの仲間だ。ケモカイン濃度が最も高いのは炎症部分だから移動するうちに患部にたどり着けるということだね。このとき、樹状細胞の内部の後端部、つまりお尻では、セマフォリン３Aが現れて、ケモカインの濃い方向、つまり炎症部に樹状細胞をナビゲーションして向かわせている（図３－５）。

鹿野丸　後ろから誘導って面白いですね。

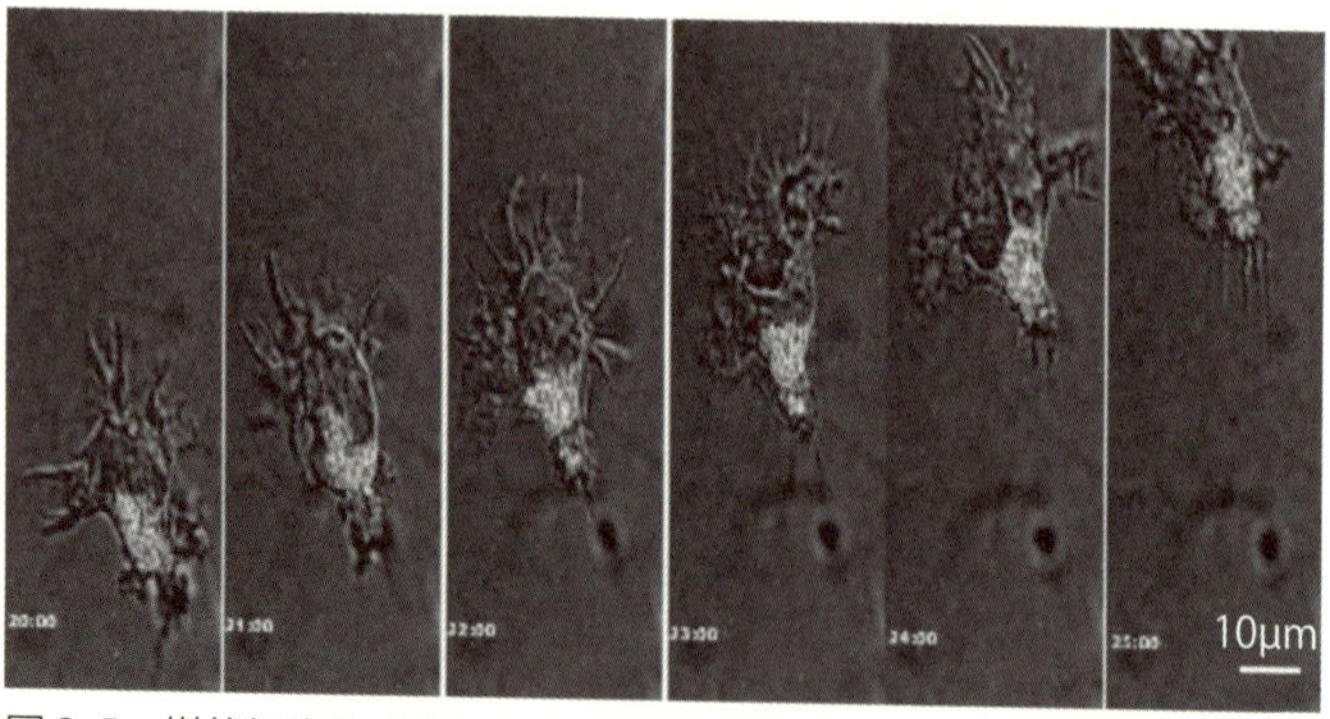

図 3–5　樹状細胞を感染部位（あるいは傷を受けた組織）に向かわせるために、樹状細胞の後部に発現したセマフォリンがガイドしていく。
（熊ノ郷淳教授（大阪大学）より提供。モノクロ化）

ポン太　樹状細胞って何をしているんですか。やっていることがマクロファージと似てませんか？

樹状細胞と抗原提示

S　マクロファージと同じように病原体を食べているが、マクロファージより、強力な抗原提示能力をもっている。抗原提示というのは読んで字のごとく、リンパ球が武器になる抗体をつくらなきゃならない敵の抗原、つまり病原体がどんなやつか、情報を示すことだ。

鹿野丸　お尻のセマフォリン３Ａが追い立てる実験結果は、試験管の中で得られたものですか？

S　そうだね。さらに実際のマウスの身体の中で観察してみると、セマフォリン３Ａが働かないマウスでは、樹状細胞はリンパ節にたどり着けなかった。リンパ節は樹状細胞がリンパ球に病原体の情報を受け渡す場所だから、これができなければ病原体に感染した際に攻撃する武器の抗体がつくれなくて大変なことになる。

ポン太　地味にいい仕事をしてますね。

鹿野丸　セマフォリンには何種類もあるそうですが、他にはどんな働きがありますか？

網膜色素変性症

S　少し意外な感じもするが、眼の病気に関連していることが分かっているんだ。ヒトの後天的な三大失明要因として、緑内障、糖尿病性網膜症と並ぶ網膜色素変性症（もうまくしきそへんせいしょう）

という病気がある。

ポン太　どういった症状の病気でしょうか？

セマフォリン４Ａの異常

S　網膜色素変性症は視細胞の異常で光が感じにくくなる病気だ。まず薄暗い屋内でものが見えにくくなる。その後、ものの見える範囲が周辺部分から中心に向かい狭くなっていく。この病気についてはまだ分からないことが多くて、異常を起こす遺伝子（タンパク質）の解明や治療法の開発は重要な課題だった。最近になってセマフォリン４Ａの異常が網膜色素変性症の原因となることが分かった。

鹿野丸　先ほどはセマフォリン３Ａでしたが、今度は４Ａですか。

ポン太　また樹状細胞の誘導ですか？

S　ちょっとまって。まず簡単に眼球の構造を説明しておきたいけど、眼から入った光は水晶体というレンズによって分光され網膜というスクリーンに像を結ぶ。この網膜で重要なのが視細胞だね（図３－６）。

ポン太　網膜には２種類の視細胞があるんですよね。色を感じるのと光を感じるのと。

色素上皮細胞

S　その視細胞の保護には視細胞に接している色素上皮細胞（しきそじょうひさいぼう）という細胞の層が重要であると考えられてきた。

ポン太　視細胞には保護が必要なんですか？

プロサポシンによる網膜保護

S　われわれは太陽光を浴び続けているけど、身体中が皮膚という盾に覆われてその中を守っているね。ところが眼だけは皮膚に覆われておらず、光が直接入射してくる。

鹿野丸　そう言われてみれば、太陽光は身体に浴びすぎるとガンになるとすら言われているけど、眼を開けているときは保護されていませんね。

S　光を受け続けている網膜の視細胞には、色素上皮細胞から供給される保護物質があって、それがプロサポシンというタンパク質だということが分かった。そのプロサポシンに色素上皮細胞の内側で結合して細胞外への分泌を促しているのがセマフォリン４Aだった。つまり輸送ガイドをしていたんだ。

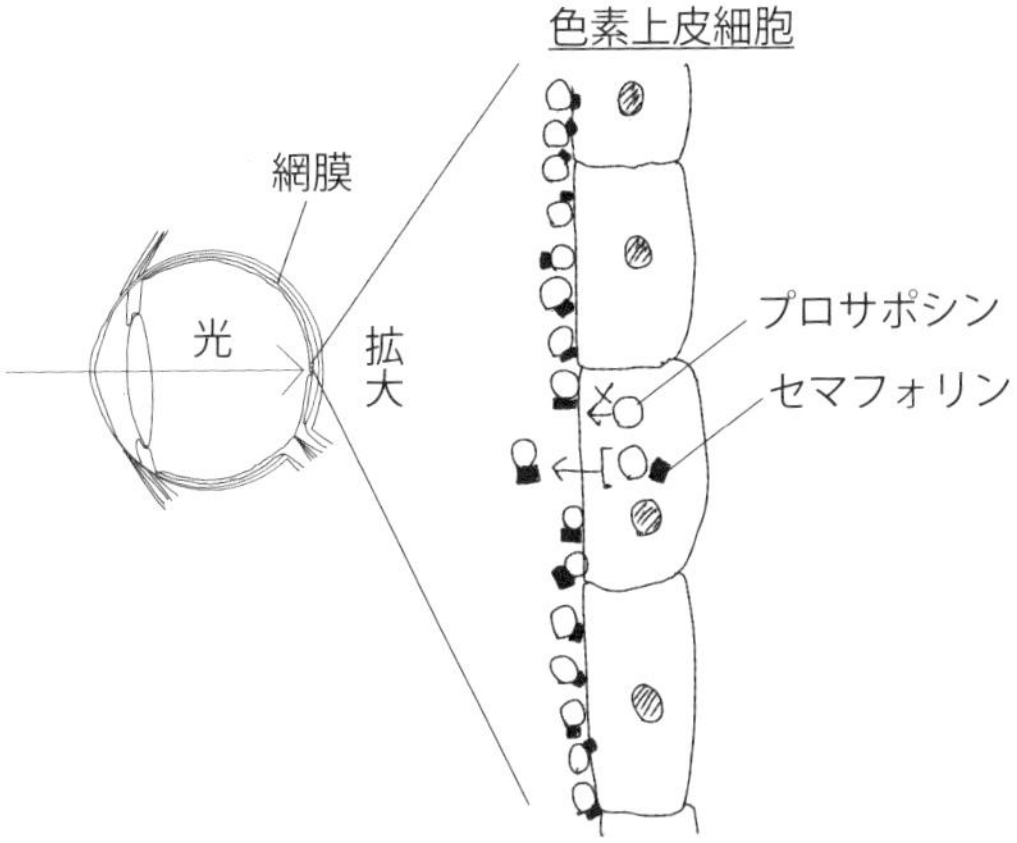

図 3-6　網膜の構造と視細胞の保護機能
眼球、特に映像を結ぶスクリーンである網膜は、常に光にさらされている。そこでは、視細胞を保護する物質プロサポシンが色素上皮細胞から常に供給されている。

ポン太　セマフォリンが無くなるとどうなるんですか？

Ｓ　色素上皮細胞で作られたプロサポシンは、セマフォリンという輸送ガイドによって細胞外へ放出され色素細胞に移動する。ところがセマフォリン４Ａを欠損したマウス色素上皮細胞においては、プロサポシンが作られても放出されず細胞内に留まってしまう。その結果、視細胞層が太陽光から保護されず脱落して失明する。

鹿野丸　うわっ。怖いですね。どうしてセマフォリンが無くなるんですか。

Ｓ　ＤＮＡにあるセマフォリンの遺伝子変異が起きたときだ。私たちの体は細胞の中に保存されているＤＮＡの配列という遺伝情報をもとにタンパク質が作られ、その構造が決定される。ということは、セマフォリン遺伝子が変異、つまり変わってしまうと、そのタンパク質の本来の立体構造が崩壊してしまう。結果的に、プロサポシンとうまく結合できなくなって、一緒に細胞外に出て来られないのだろう。

ポン太　そうした失明の原因が分かれば、治療に役立ちますか？

Ｓ　マウスでつくった病気のモデルにおいては、セマフォリン４Ａ遺伝子をマウスの網膜に投与することで、網膜色素変成症の発症を抑制することにも成功している。この病気の原因はセマフォリンの異常だけとは限らないけど、示唆的な内容ではあるね。またセマフォリンのユニークさを示している。

鹿野丸　怖い病気の話なのに、さらにどういうところがユニークですか？

S　もともと神経の成長に必要な因子として発見されたセマフォリンは、細胞の外で働くと思われてきた。

ポン太　そうでしたね。

S　神経細胞は外からセマフォリンに導かれて、その方向に延びるが、先ほどの樹状細胞や色素上皮細胞では、細胞の内側でセマフォリンが働いている。そこがユニークなんだ。

鹿野丸　まだユニークさが分かりませんが。

S　タンパク質分子は細胞の外か細胞の中、あるいは細胞膜に刺さった状態で働くどれかに分類されるね。順に、サイトカイン、転写因子、受容体などがそれぞれの代表だ。しかし、セマフォリンのように細胞の中でも外でも、両方で働くタンパク質は多くない。

鹿野丸　まだまだほかにも活躍の場の可能性があるっていうことでしょうか？

ポン太　他のセマフォリンには、まったく別な機能があるかもしれないとか？

S　二人とも素晴らしい。先ほど樹状細胞の移動ガイドをしていたセマフォリン３Ａは、骨を壊す破骨細胞の働きを抑えながら、骨をつくる骨芽細胞の成長を促進することが発見された。骨の安定した状態は、破骨細胞と骨芽細胞の働きのバランスの上に成り立っている。セマフォリンによって破骨細胞の活動だけを抑えれば、骨粗鬆症の進行（骨の量が減少）を妨げられる可能性があるだろう。

6　ビタミンDで骨が丈夫になる理由

鹿野丸　骨に関してはいろいろな俗説があって学校で話題になることもあります。同級生のラグビー部員はでかい身体で、さらに骨を強くするために毎日1リットル以上の牛乳を飲んでいることを自慢げに言っていた。ところが、試合でこけて足がぽっきり折れてしまい、あいつの努力はなんだったんだと。

S　骨はリン酸カルシウムという化合物のかたちでカルシウムをためこんでいるけど、タイプIコラーゲンというタンパク質の繊維も一体になっているので、カルシウムだけを摂っても強くはならないだろう。その点、牛乳はカルシウムとタンパク質を両方含むから、身体を大きく強くするには悪くないと思う。みんなそんなに骨が気になるの？

鹿野丸　ラグビーは身体が大きくなるほど有利ですが、陸上のジャンパーやボクサーなど、体重を抑えたまま身長を伸ばしたり骨を強くしたりしたい選手も多いはずです。かといって変な薬や栄養ドリンクに頼ると、ドーピング検査に引っかかり普段の努力も水の泡です。そこで、民間の俗説が気になるのだと思います。

ビタミンD

S　なるほどね。その俗説の中にビタミンDが骨を強くするというのが含まれていたんじゃないだろうか？

ポン太　それは、聞いたことがあります。ビタミンならドーピングにかからないので飲んでいる人は多いと思います。

S　しかしね、日本製のサプリメントは健康食品の範疇でたいがい大丈夫だろうが、外国で買ったサプリでは、成分表に記されたもの以外の物質が含まれていることがあるからね。ビタミン剤だから、プロテインだから、と安心して口に入れるのは禁物だろうね。

ポン太　では、純粋なビタミンDで骨は丈夫になるんでしょうか？

S　俗説どころか、ビタミンDは日本でも骨粗鬆症の治療薬として使われてきたんだ。たしかに有効な薬だけど、なぜビタミンDで骨の破壊が抑制されるのかという肝心のメカニズムが分からないままだった。

骨粗鬆症の薬

ポン太　骨粗鬆症って、骨の病気ですか？

S　40歳以降の女性と高齢者に多い。骨がスカスカになってしまうので、ちょっとしたことで骨折するので寝たきりの原因になることもある。背骨は徐々につぶれるように骨折するから腰が曲がったり身長が縮んだりして痛みがでるまで気づかないこともあるんだ。怖い病気だ。

ポン太　それじゃ僕らは大丈夫ですね。

S　骨は30代から40代までに蓄積されて量が最大になって、あとは減っていくんだ。若いうちから骨も大事にしないといけない。

鹿野丸　結局、ビタミンDって骨が増えるから骨粗鬆症の薬になったんですよね。何で効くか分からず治療に使われてきたんですか。

S　ビタミン類はもともと身体に必要なもので、過剰に摂取しない限り、あまり副作用の心配がないからね。ただ、最近やっとその作用の仕組みが分かってきた。それによると、ビタミンDが直接骨に効くわけではなく、骨を食べる細胞、破骨細胞の能力を落とすかららしい。

破骨細胞

ポン太　破骨細胞とはどんな細胞ですか？

S　破骨細胞はもともと単球つまりマクロファージの仲間で、異物を食べる免疫細胞と考えてもらえればいい。普段は血液とともに身体を循環している。しかし、ときに血管壁から出ていき骨の表面に取りつくと集合して新たに大きな細胞になる。これが骨を食べる専門の食細胞、破骨細胞だ（図2－5参照）。

ポン太　へぇー。集合して違う細胞になるんですか。ちょっと戦隊ものっぽいですね。

S　合体して働くならウルトラホーク１号かシュピーゲル号だな。

ポン太　すみません、それいつの時代ですか？　で、どんなときに血管から出て集合するんですか？

S　マクロファージの場合、一言で言うなら、血管から出て行くように命令を受けるわけだけど、命令はマクロファージの細胞表面にある受容体が受ける。

鹿野丸　受容体って、虫垂の話でも出てきましたが、レセプターともいいますよね。

S　そうですね。タンパク質でできていて特定の物質と結合することで、その物質の情報を伝えて体内の次の反応につなぎます。この場合の受容体は細胞膜の表面に刺さった状態で働いているが、そこにスフィンゴシン１リン酸（Ｓ１Ｐ）という物質がはまったときに、破骨細胞になるマクロファージは移動することになります。Ｓ１Ｐ（エスワンピー）は、血液中に一定量存在して体内を循環している。

Ｓ１Ｐと２つの受容体

鹿野丸　わりと単純な話しに聞こえますね。Ｓ１Ｐがいつも血液中にあるんじゃ、場当たり的に血管から出ていくわけですか。

S　いや、ところが、Ｓ１Ｐの受容体には１型と２型があるんだね。１型は血管に戻すために、２型は血管から遠ざかり骨に近づくように細胞に働きかける。破骨細胞はこの2つの受容体を使い分けて動いている。

ポン太　ビタミンDの働きはどうなっていますか？

S　ビタミンDは、S1P受容体の2型にだけ働いてその機能を阻害する。つまり、マクロファージが骨に近づき破骨細胞になるという過程を邪魔しているんだ。その結果、相対的に1型受容体の機能が高まり、マクロファージは血管に戻っていく。そのため、破骨細胞は減り、骨は食べられ過ぎずに済んで、ビタミンDは骨粗鬆症の治療薬になる。これはビタミンDの作用としては、初めて明らかにされたメカニズムだそうだ（図3－7）。

ポン太　長く使われてきた薬がどう効いているのか後で分かるなんてこともあるんですね。

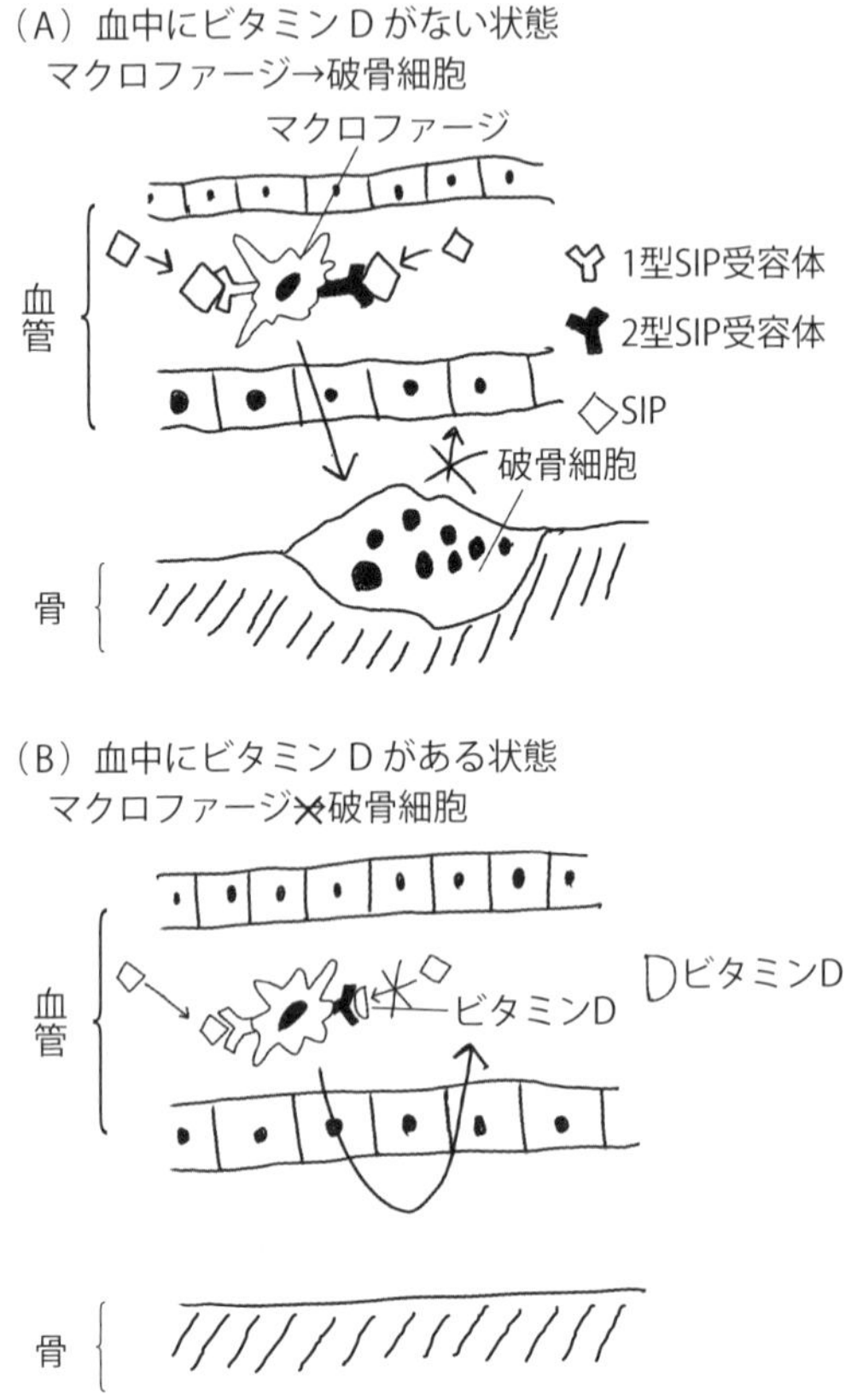

図3–7　ビタミンDが骨粗鬆症に効く理由
ビタミンDは、血管から出て骨を食べようとする食細胞のS1P受容体2型に取りつき、血管に戻す働きをする。

7　体の危機に脳内をうろつくマクロファージの謎

S　いろいろな話しをしたけど、基本的には臓器別に分けて自己免疫疾患を扱ってきた。

ポン太　もうほとんどの臓器を網羅したんじゃないですか？

S　ところが、一つ重要な臓器の話しをしていないんだね。脳だ。

ポン太　脳は他の臓器に比べて特別な感じがしますが、脳も脳腫瘍のような病気にかかりますし。ガン細胞は免疫の標的でしたよね。脳にも免疫細胞はいるんでしょうか？　脳内に免疫細胞がいるところが想像しにくいのですが。

S　腫瘍ができれば、攻撃するためにキラー細胞が集まってくることはよく知られているし、脳でもそうしたことが起きているのは想像できる。でも、ポン太君が言うように、普段の脳内の免疫細胞はどうなっているのかという疑問もある。そこで、最新のＭＲＩで脳内を見てみようという研究が行われている。

MRI

鹿野丸　ＭＲＩって全身の断層撮影をするやつですよね？　けがの診断や人間ドック

で使われていると思いますが、免疫細胞だけを見るって可能なんでしょうか?

S　大阪大学の11・7テスラMRI装置ではマウスの脳内の免疫細胞を一つずつ観察することが可能になっている。MRIは実験対象を傷つけずに観察できるので、生きたままの同じマウスを何日間も測定できるんだ。

鹿野丸　MRIって磁石に頭を突っ込むことですよね。何日間も続けて大丈夫なんですか?

S　ずっと頭を入れっぱなしではなく、麻酔をかけてその日の測定をしたら、ケージに戻す。日を改めて再度測定という繰り返しだね。麻酔をかけるのは苦痛を和らげるというより、動物をじっとさせておくという、保定(ほてい)の意味が大きい。

ポン太　測定に時間がかかるので、動かれたらぶれてしまうというわけですか。

S　そのとおり。実際に2つの映像を観て比較してみよう。これは二匹のマウスを1週間に渡って観測した結果だ。一匹目には毒素を腹腔(お腹)に少量打ち、もう一匹には生理食塩水(0・9パーセントの食塩水)を打って比較対象(コントロール)とした。もちろん生命に危険があるような量ではないが、毒素を打ったマウスだけ24時間から48時間をピークに脳内に免疫細胞が観察された。しかし168時間(1週間)たつと、それも消え去ってしまう(図3-8)。

鹿野丸　お腹に毒を打ったのに、脳にマクロファージが現れるのですか？

S　普通に考えたら、不思議に感じるだろうね。

ポン太　この黒いドットが免疫細胞ですか？　ずいぶん大きいように見えますが、本当に1個の細胞ですか？

S　見えているのはマクロファージだけど、さすがにこれは大きく見えすぎだね。マクロファージは細胞の中でも大きい方で30マイクロメートル（0・03ミリメートル）以上あるが、それでもここまでは大きくない。実は測

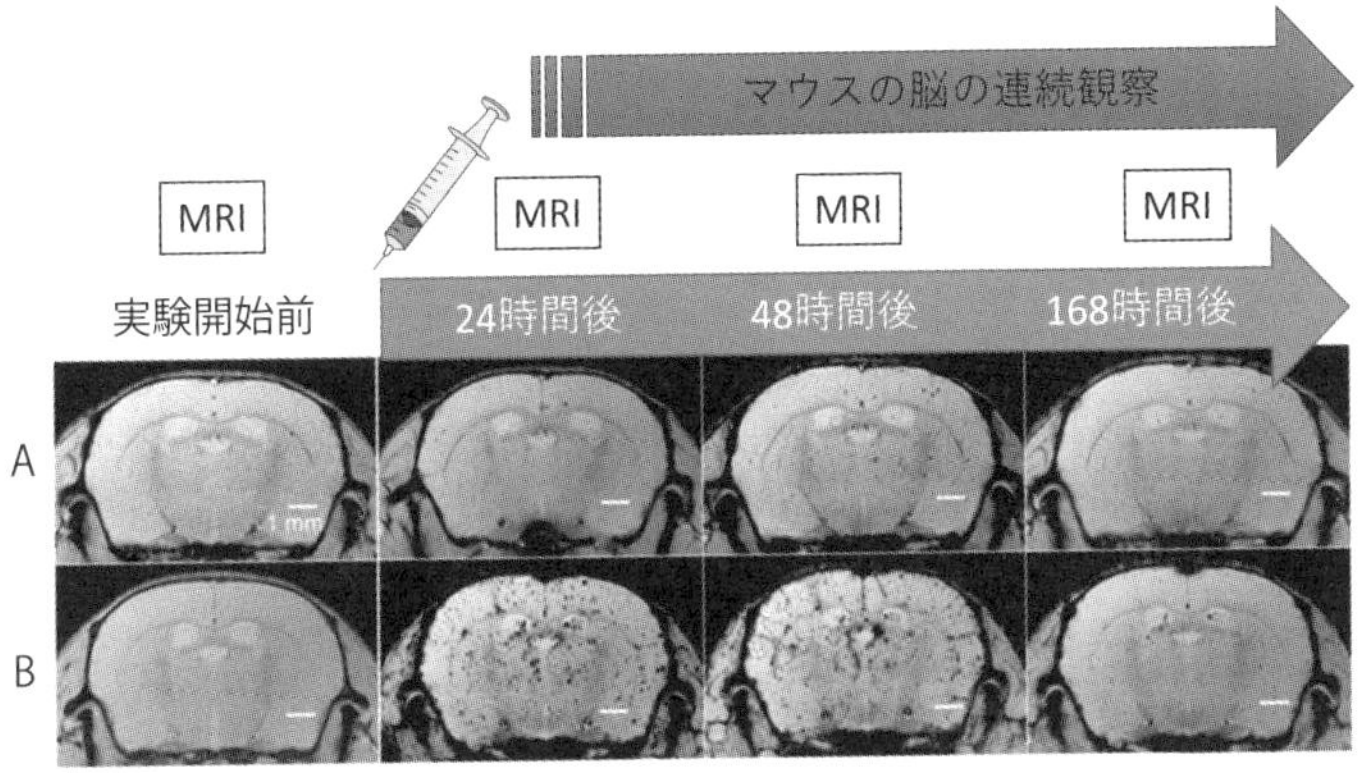

図3-8　マウスの脳内に現れるマクロファージ

A：比較対象、B：毒素を投与したマウス
脳内に毒が回ったわけではないのに、マクロファージが現れる。毒素を注射され異変を感じた身体がパトロール部隊として食細胞であるマクロファージを派遣しているようだ。
（吉岡芳親教授。（大阪大学）より提供。一部改編）

定時に細かい鉄粉を血管に注射してマクロファージに食べさせている。鉄はＭＲＩの信号を増強するから鉄を食べたマクロファージだけが見える。その代わり、実際のマクロファージよりも大きな画像（点）になって出てくる。他の免疫細胞は存在していても鉄を食べないのでＭＲＩでは見えない。ちなみに、毒素を入れていないコントロール実験でも鉄粉を注射しているから、脳にマクロファージが存在したら見えるはずだ。

脳内のマクロファージ

鹿野丸　なんでも食べるマクロファージならではの実験ですね。この脳内のマクロファージは血管の中にいるんでしょうか？

Ｓ　血管内を血液に乗って循環してきたわけだけど、一部は血管から出て脳内をうろついているね。破骨細胞の項で述べたように、マクロファージには血管から外に出る能力がある。

ポン太　それらは、注射された毒素を食べるために集まってきたんでしょうか？

Ｓ　それが不思議なところで、注射された毒素（ＬＰＳ）は脳内には回らないんだ。脳の血管には脳を保護するために血液脳関門というバリアがあって、ごく一部の物質しか血管から出られず、脳細胞（神経細胞）が構成する脳組織に入れないようになっている。

鹿野丸　それは聞いたことがあります。ごく一部とは、栄養分の糖、脳を麻痺させるアルコールや麻薬などですね。

S　よく知っているね。麻酔薬も一種の麻薬で、そのおかげで全身麻酔の手術ができるんだね。しかし、大部分の化合物や自然界の毒素が脳内には入れない。頭がよくなる薬や性格を変える薬が容易に作れないのはそのせいだ。

ポン太　そうか、脳の薬をつくるって難しいんですね。それでは、マクロファージは脳内で何をしていたんですか?

S　それが謎なんだ。毒素が注射されて数日間マクロファージはうろうろしているが、やがて脳から消えていく。毒素も数日間で排出されるが、かといって脳内に毒素は入っていない。

ポン太　新たな発見でも謎になっているものもあるんですね。

鹿野丸　意味がないことをしているとは思えないです。不測の事態に備えた一種のパトロールのようですよね。

S　体内に毒素が入ったことで全身の免疫系、特に食作用のあるマクロファージが全身をパトロールするというイメージは正しいかもしれないな。

鹿野丸　免疫細胞は血液など体液に乗って全身を巡っているのに対して、神経細胞は全身に張り巡らされて固定されているイメージがあります。生物の教科書でも神経と免疫は別分野のように書かれていますが、接点があるんですね。

S　最近になって、神経の興奮が予防接種、つまり免疫に影響するという研究結果が出てきたね。（第1章　8を参照）

8　免疫疾患にまさかの共犯者？　―重力

S　免疫細胞は全身を回って病原体の侵入をパトロールし、神経細胞はそれぞれの場所に固定されているというイメージは正しいかもしれない。組織常在型M2様マクロファージのようにじっとしていて固有の病気に関わっているものもいるわけだけど。

血液脳関門

鹿野丸　日本脳炎って病気、ありますよね。あれは脳に病原体が侵入するんですか？

S　日本脳炎ウイルスは主にコガタアカイエカに刺されることによって、皮下の毛細血管に注入される。そのあと血流にのって体内をめぐって、血液脳関門というバリアを破って脳内に入り込んでくるそうだ。

ポン太　血液脳関門って脳内マクロファージの話しでも出ましたが、なんですか？　首のあたりにあるんですか？

中枢神経系

S　脳の関所のようなものと考えるといいようだね。脳と体の間にあるのが首だから、首にあると勘違いしそうになるけど、血液脳関門は脳の血管壁の内側にある。血流にのって脳に到達しても、脳に不要なものは血管から出て脳の組織内には侵入できない、ということだ。免疫細胞のような大きなものはもちろん脳組織内に普段入れない。そう考えたら、免疫細胞が守るはずの脳・神経系の免疫はどうなっているのだろう、ということになる。

鹿野丸　どこかに入口がないと困りますね。脳とつながった神経系のネットワークは全身に張られていますよね？　どこかから入れるのでしょうか？

S　神経のネットワークには大雑把に分けて中枢神経系と末梢神経系がある。中枢神経は大雑把にいうと脳と脊髄で、神経細胞が束になって身体の中心部で頭蓋骨や脊椎のような固い骨に守られているにいるというイメージだ。そこから内臓や手足など全身に張り巡らされているのが末梢神経系だね。病原体側の話だけど、末梢神経からというのは病原体にとっては侵入できないルートではない。狂犬病ウイルスはこのルートをとって脳に入るらしい。

ポン太　えっ。ウイルスが末梢神経から入って脳にいっちゃうんですか。狂犬病って怖い病気なんですよね。脳みたいな中枢神経がやられるともうダメなのかなと思いますが……。

脱髄疾患

S　そうだね。たしかに、中枢神経が侵されると深刻な病気になる。多発性硬化症と

多発性硬化症

いう中枢神経系の難病がある。原因はよく分かっていないが自己免疫疾患だという考え方が有力だ。これは脱髄疾患といって、神経の鞘（さや）である髄鞘（ずいしょう）が壊れて中の神経がむき出しになる病気だ。

鹿野丸　神経は電気信号を通す電線のようなものですね？　跳躍伝導（ちょうやくでんどう）といって髄鞘のすき間を経由していくから神経の興奮は速く伝わると習いました。

S　そう。神経という電線が髄鞘という絶縁体によって被われているわけだ。この髄鞘が壊れて神経系が露出（脱髄）すると、ショートした状態でうまく信号が伝わらずさまざまな障害が起きる。多発性硬化症は、中枢神経系免疫疾患の代表的なものだね。イギリスの天才チェリストと呼ばれたジャクリーヌ・デュ・プレが20代で発症し引退に追い込まれたのもこの病気だった。

ポン太　音楽家がかかったら、体が動かなくなって演奏できなくなるんですか？

S　多発性硬化症は、脳や脊髄や視神経のあちこちに病巣ができる。神経の脱髄箇所によって病状が変わる。視神経が障害されると視力が低下するし、小脳が障害されるとまっすぐ歩けなくなる。少し良くなっても再発を繰り返すので精神的にもこたえる病気だ。

ポン太　自己免疫疾患ですよね。免疫細胞が髄鞘を攻撃してしまうんですか？

鹿野丸　あれ？　免疫細胞は脳に入り込めるんですね。

S　そうなんだ。どこかから中枢神経系に入り込んだ免疫細胞によって神経の脱髄が起きていると考えられる。免疫細胞がどこから・どのように中枢神経系に入り込むかは大事な情報なんだが、ようやくその場所が突き止められたところだ。

鹿野丸　つまり血管から出て、神経系へ侵入する通り道ですね？

S　そのとおり。実験はマウスで行われたけど、使われるのは少し特別なマウスで、人間の多発性硬化症の動物モデルで、実験的自己免疫性脳脊髄炎（のうせきずいえん）（ＥＡＥ）を発症するマウスだ。

ポン太　マウスでどのように神経が免疫細胞に攻撃されているかを調べる実験ですか？

S　大雑把にいうとそうだね。ただし最初から発症していてはＥＡＥがどのように起きるかは分からない。そこでＥＡＥの原因となる「自己反応性免疫細胞」（この場合はＴ細胞）を正常マウスの血管内に注入してみた。そうすると正常マウスの中枢神経系にＥＡＥが誘導されたんだ。つまりこれは、血液中の自己反応性を持つ病原性Ｔ細胞が、血液脳関門を越えて中枢神経系に侵入したことを示している。この侵入箇所を血液脳関門のゲートと呼んでいるけど、その場所もゲートがどのように形成されるかも問題だ。

EAEマウス

鹿野丸　病原性の免疫細胞の移植で病気になることは分かりましたけど、ゲートはどうやって見つけたんですか？

第5腰椎がゲート

S　病原性T細胞を移植されてEAEを発症したマウスの脊髄を薄く切って断面を、蛍光顕微鏡で観察していったところ、血管内の病原性T細胞は、第5腰椎（ようつい）の背側の血管から脊髄に入ることが分かった。ここがゲートだったわけだ（図3－9）。

ポン太　へえー。良く見つかりましたね。でも、なぜそこだけがゲートとなるんですか？　背骨っていっぱいありますよね。

S　もっともな質問だね。第5腰椎の背側の血管内皮細胞で炎症が活性化することで、ケモカインという免疫細胞を呼び寄せるタンパク質がつくられる。その結果、血液内の病原性T細胞を呼び寄せて中枢神経系へのゲートが形成されるということだ。

鹿野丸　でもまだポン太の質問の答えになってませんよ。第5腰椎近くの血管内で炎症が起きる理由はなんでしょうか？

ヒラメ筋と感覚神経

S　そうだね。腰椎は脊椎の下に続いて上から第1から第5まであってその下に逆三角形をした仙骨（せんこつ）がある。マウスの後ろ脚のふくらはぎに、人間にもあるが、ヒラメ筋という筋肉があって発達している。このヒラメ筋から感覚神経が第5腰椎の背側に位置する神経節で脊髄につながっているんだ。

ポン太　ヒラメ筋が第5腰椎につながっていると、なぜ炎症が起こるんですか？

S　ヒラメ筋は非常に強力な筋肉で、われわれが立ったり歩いたりしているときは体重を受け止めている筋肉として知られている。マウスの脚においても同様で、常に重力にさらされ、それに対抗するヒラメ筋の応答は感覚神経を介して第5腰椎の背側で脊髄に伝わり、この刺激が炎症を活性化しているのではないかという仮説をたててみたそうだ。で、証明

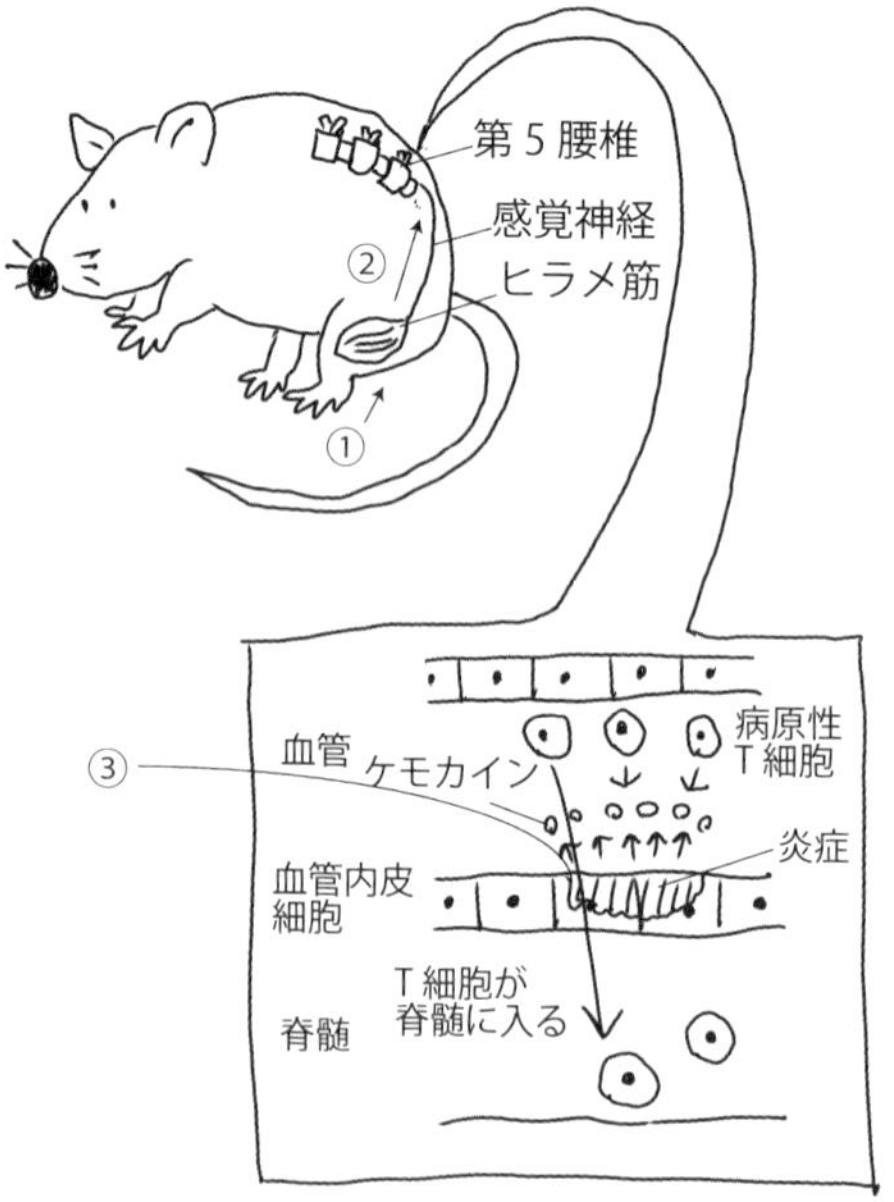

図3-9　血液から中枢神経への通り道
①～③の順に病原性のT細胞がマウスの第5腰椎付近から中枢神経系に入り込むことで、神経系の自己免疫疾患である自己免疫性脳脊髄炎が発症した。

できたんだ。

鹿野丸　重力が相手ですよね。どうやったら証明できたんですか？

重力をなくす実験

S　それでは重力をなくしてみようと、マウスのしっぽを天井から吊るして実験してみたそうだ。この姿勢は後ろ足が宙に浮くので重力による後脚への刺激が無くなる。その結果、第5腰椎の背側の血管におけるケモカインは劇的に減少し病原性T細胞も集まってこなかった。ＥＡＥの発症も明らかに抑えられた。

ポン太　毎日使っている筋肉なのに。重力が作用した結果、脳神経系の自己免疫疾患が引き起こされるとは意外でした。

S　もちろん、病原性免疫細胞があってこその、実験動物での結果だけどね。とにかく中枢神経への免疫細胞のゲートの正体が初めて明かされたことになる。

9　「自分から生じた他人」ガンと免疫の戦い

9・1　最初のガン免疫療法「コーリーの毒」の原理

S　それほど意外でもないかもしれないが、免疫が関連する疾患としてガンは外せないと思うので、触れずにはいられない。ガンに対する免疫療法について話そう。

ポン太　ガンって自分のなかにできてどんどん増えるものですよね。免疫とガンてピンとこない。

S　ガンに対する免疫療法がピンとこない原因の一つは、たぶんガンというものの存在ではないだろうか。細菌、ウイルス、寄生虫などの外来性微生物による感染に免疫が働くのは分かりやすい。外毒素が無くても免疫細胞が暴走して正常な自分自身の組織を傷つける自己免疫疾患もなんとなく分かる。しかしガン細胞は（元々）自分自身でありながら、攻撃されなければならない他人となったものだ。

鹿野丸　これまで習った免疫細胞、マクロファージやリンパ球がガン細胞を攻撃してくれれば、ガン細胞は消えるわけですよね？

S それが難しい。ガンの免疫療法のすぐれた治療法も出てきているけれど、簡単に効いてすべてが治るわけではないんだ。ガン細胞という「自分から生じた他人」との戦いには長い歴史があって、古代ギリシャの医師ヒポクラテスは成長する乳ガンをカニの脚のように広がると記述した。これが現在の英語でガンを指すCancer（語源はラテン語）につながっている。そう考えると、人とガンの戦いには２５００年以上の歴史があることになる。

ガンと腫瘍

ポン太 ガンと腫瘍って同じ意味ですか？

S 必ずしも「ガン＝腫瘍」ではなく、ガンは悪性腫瘍とほぼ同義だね。腫瘍のなかでも遺伝子変異で増殖が制御不能になって、細胞で周囲の組織に浸潤（しんじゅん）または転移を起こすものだ。悪性腫瘍（ガン）という名前には、放置すれば死亡するというニュアンスがあるだろう。

鹿野丸 浸潤ってなんですか？

S 転移というのは病変から離れた組織でガンが広がることで、浸潤は周りの組織に広がっていくことだよ。

ガン免疫療法

ポン太 それでは、ガン免疫療法はいつごろからあるんでしょうか？

S 医師によるガン免疫療法は19世紀から試みられた。免疫学に限らず、細菌学や細胞生物学などそれまでの生物科学の中心はヨーロッパだった。しかし、近代におけるガン免疫療法の始まりはアメリカなんだね。

鹿野丸　それまでのヨーロッパの科学レベルに新大陸アメリカでも追いついてきたということでしょうか？

S　その中でも、スローン・ケータリング・ガンセンター（Memorial Sloan Kettering Cancer Center: SKCC）というガン専門の病院・研究所がさまざまな基礎研究や臨床実験を推し進めてガン対策に取り組んだことも大きい。ＳＫＣＣは、ニューヨークにあって現在もトップレベルのガン研究センターとして世界をリードしている。

ポン太　世界最初のガン免疫療法はどんなものでしたか？

S　ＳＫＣＣに勤める医師、ウイリアム・コーリー博士（１８６２～１９３６）が、１８９３年に「コーリーの毒」と呼ばれることになるコーリーワクチンというものをガン患者の腹部にできた腫瘍に直接打ち込んだ。驚くべきはそのワクチンの中身で、死んだ化膿レンサ球菌とセラチア菌の混合物だった。コーリーワクチンの投与後、患者は激しく発熱したものの、その後腫瘍が縮小し26年間生きたそうだ。

ウィリアム・コーリー

鹿野丸　結核のワクチンが結核菌の一部とか、天然痘ワクチンが牛痘（牛の天然痘）の膿とかいうのはなんだか関連が分かります。でもなぜガンのワクチンがガンに関係なさそうな2種類の菌なんですか？

S　コーリーがそれまでに診察した患者の中に化膿レンサ球菌に感染して高熱を発した後に腫瘍が消失した例があったんだね。さらにコーリーは、それ以前のコッホ、パスツールなどが似た記録を残しているのを知ってこの治療法を考えた。また結核患者はガン組織が成長しないという都市伝説めいた観察もあったようだ。つまり感染症にかかると、ガンは治るというものだ。ただしコーリーワクチンのユニークな点は、死菌を投与することで充分という考えだ。死んだ菌なら体の中で増えない。患者にわざわざ生きた菌を感染させなくても良いということだね。

鹿野丸　ワクチンがガン細胞を直接攻撃するのではないんですね。免疫を活性化したということですね？

細菌のDNA

S　そのとおり。細菌のＤＮＡは、マクロファージや樹状細胞にあるＴＬＲ（Toll-Like Receptor, トル様受容体）を介して自然免疫系を強く活性化する。菌は死んでもＤＮＡは残っているから死菌で充分なんだろう。この免疫活性化の原理が突き止められたのは20世紀末だから１００年以上の間、コーリーワクチンで腫瘍が小さくなる原理はよく分からなかったことになる。ちなみに、この原理の細菌ＤＮＡによるＴＬＲ

TLR活性化

活性化を発見したのは大阪大学の審良静男教授だけど、ガン研究に貢献した人に与えられるウイリアム・コーリー賞を受賞したのは２００６年だ。

ポン太　コーリーにはすごい先進性があったわけですね。しかしその割にガン免疫療法はあまり耳にしませんね。

S　コーリーワクチンという「毒」を人に注射するという行為は、やはり人体実験という性質を帯びていると考えられてきた。当時は今と違ってガンのモデルマウスで動物実験を行うというのも無理だったしね。なぜ治るかが分からないのに続けるのは科学としての医療行為から外れてもいた。

ポン太　それで世界初のガン免疫療法はすたれてしまったと？

S　その後、それ以上に発達したのが、外科手術、放射線療法、化学療法（抗ガン剤）で、ガン免疫療法の研究は進まなかっただろう。コーリーがこのコーリーの毒を試したころ、すでにガンの放射線治療は始まっていたからね。

鹿野丸　ガンの手術は、さらにその前からやっていましたよね？

S　１８４６年にアメリカで全身麻酔のガン摘出手術に成功している。それより早く、有吉佐和子の『華岡青洲の妻』で有名な紀州（和歌山）の医師、華岡青洲が、文化元年（１８０４年）に自ら開発した通仙散という全身麻酔薬を使って乳ガン摘出手術に成功している。世界初の偉業なのに当時鎖国の日本から世界にはすぐ伝わらなかったのは惜しいことだ。しかし、その偉業は後に知られて、1952年に「外科学を通じて人類に貢献した医師」として、シカゴにある国際外科学会の栄誉館に顕彰された。これらが19世紀のガン治療の状況だね。

ポン太　200年以上前の江戸時代に全身麻酔の外科手術をしてたってすごいことですね。知りませんでした。

S　ヒトとガンとの戦いは長く、さまざまな発見や犠牲があって現在に至り、手術と化学療法と放射線治療の三つがガンの標準治療として中心となってきた。しかし、そうしてまた、ガン免疫療法は四つ目の治療法として近年注目を集めてきているんだ。

9・2　大腸菌が大腸ガン治療をお手伝いしていた

鹿野丸　ガンと免疫と、19世紀に始まったガン免疫療法が少し分かりました。それでは、ここにきて再びガン免疫が注目されているのは、どういった理由によるものでしょうか？

S　まず免疫学の研究でブレイクスルーとなる発見があったことだろうね。コーリーの毒が廃れて以降のガン免疫療法は、免疫細胞を培養して身体に戻すような方法だった。全身の免疫の働きを良くしてガンをたたこうとしていたのが、１９９０年代に入って、免疫細胞がガン細胞を攻撃する仕組みが分かってきたんだ。

ポン太　免疫学の研究が進んだんですね。１９９０年代からもう30年近くたってますよ。何かもっと発見があったんですか？

免疫チェックポイント分子

S　T細胞の表面にあって免疫細胞の働きを左右するタンパク質分子が見つかった。CTLA－4か、PD－1（Programmed Death 1）といった名前をニュースや新聞で目にするかもしれない。これらはT細胞の表面にあって免疫細胞の働きを左右するタンパク質の分子だ。両者とも分子としての働き方は少し違うが、細胞外からの信号を受けて免疫を抑制する方向に働く。これらの分子自身は直接病原体の認識などに関わらないが、免疫細胞にとって重要な働きをするので、「免疫チェックポイント分子」と呼ばれている。

鹿野丸　それ、ネットで見かけました。PD－1は日本の科学者が発見したとか。免疫を抑制するということは、これのせいでガンに免疫が働かないわけですか？

S　その大きな原因の一つだね。PD－1というT細胞表面の分子にガン細胞上のPD－L1抗原が結合すると、免疫機能が抑えられる。つまりPD－1は免疫を弱めろという信号を受け取る受容体なわけだ。そこで、このPD－1に先回りして結合するタンパク質を投与すればT細胞の免疫は落ちずにガンを攻撃できるというのが、免疫チェックポイント阻害剤だ。

鹿野丸　PD－1阻害剤は画期的な薬だと書いてありました。

S　この薬が出現する前には5年生存がほぼ期待できなかった悪性黒色腫患者において、治療薬の投与で5年生存率が40パーセントを越えるまで期待されている。たしかに免疫チェックポイント分子というのは、ガン免疫治療のブレイクスルーな発見だったね。免疫細胞を培養して体に戻す治療をしていたと言ったけど、ガン抗原は次々と変異していくため、免疫細胞を培養してもガンとの戦いに終わりは来ない。そこで免疫システムの根底に働きかける薬が待ち望まれていたんだね。さて、制御性T細胞という免疫細胞は授業で習ったかな。

鹿野丸　学校の授業で出てきました。自己を攻撃するT細胞のはたらきをコントロールして押さえているんですよね。そのコントロールがなくなると自己免疫疾患になるって。

S　自己免疫性のリンパ球は誰もがある程度持っているそうだ。でも通常は制御性T細胞が抑制していることを、大阪大学の坂口志文(さかぐちしもん)先生が発見したんだ。

ポン太　もしかして、制御性T細胞もガン細胞に同じような働きをしているんですか？

制御性T細胞（Tレグ）

S　免疫チェックポイント阻害剤は、ガンに対する免疫を強める抗体薬、つまりタンパク質だ。これに対して、制御性Ｔ細胞（Treg（ティーレグ））は細胞そのものだから、免疫への働き方はかなり複雑だけれど、ガン治療にも使われているんだ。Ｔレグの研究は進んでいるよ。

ポン太　Ｔレグとも呼ぶんですね。自己免疫疾患を抑える以外に働いているんですね。

S　ありとあらゆる免疫反応・炎症反応の抑制に効いていると考えられるね。ただし普段はあまり意識していないかもしれない。例えば皮膚に軽いやけどを負った際に腫れあがるのは典型的な免疫反応だけど、傷が癒えるといつの間にか炎症は治まっていく。ここにもＴレグが働いているはずだ。

鹿野丸　複雑だって言いましたけど、Ｔレグのガン治療への応用は、どうやっているんですか？　聞いても分からないでしょうか。

大腸ガン

S　大腸ガンで説明しよう。意外に身近になってしまったガンで中年以降の男女ともに多いうえに増えてきている。かなり複雑な系だけれど、Ｔレグがガン免疫に働くケースがある。

ポン太　僕のひいおばあちゃんは大腸ガンで亡くなりました。聞きたいです。

S　大前提として、Ｔレグは免疫反応を抑制するから、Ｔレグを抑制することが免疫反応強化につながり、ガン免疫治療を効果的にするために必須と考えられる。これは分かるかな。

鹿野丸　免疫抑制を抑えることで、ガン細胞への免疫反応を強化するわけですね。

S　多くのガンにおいて、腫瘍内に入り込んだＴレグの存在は予後不良、すなわち治療後の経過がよろしくないと報告されている。

ポン太　それも分かります。ガン細胞への攻撃が弱まってしまうんですね。

S　しかし「多くのガンにおいて」って言ったのは、ガン免疫が全部そう単純だとありがたいんだが、そうもいかない、ということなんだ。というのも、大腸ガンにおいてはＴレグの存在が予後良好因子であるという他のガン腫とは逆の報告もある。

鹿野丸　Ｔレグがあると大腸ガンの治療経過が良いんですか？　まるっきり逆ではないですか？

ＦＯＸＰ３

S　Ｔレグというのは、専門的にいうとＦＯＸＰ３（フォックスピースリー）というタンパク質が細胞内に発現しているＴ細胞の一種だ。そのタンパク質の鋳型となる遺伝子（*FOXP3*）はＴレグのマスター遺伝子、つまりＴレグであるための最重要遺伝子だ。ここまで分かるかな。

ポン太　はい。

S　ＦＯＸＰ３タンパク質がたくさんあったほうが強く抑制するというのも分かるよね。強く抑制するには発現、つまりタンパク質をつくる能力が高ければいい。だから当然、Ｔレグの免疫抑制機能が強いのは、ＦＯＸＰ３高発現タイプ（*FOXP3*^{hi}）といえる。これに対して、低発現タイプ（*FOXP3*^{lo}）では、抑制がきかずにガン免疫が働く。

鹿野丸　同じタンパク質をつくる遺伝子にも発現能力が高いものと低いものの２タイプがあるんですね。

ポン太　で、ガン免疫には低発現

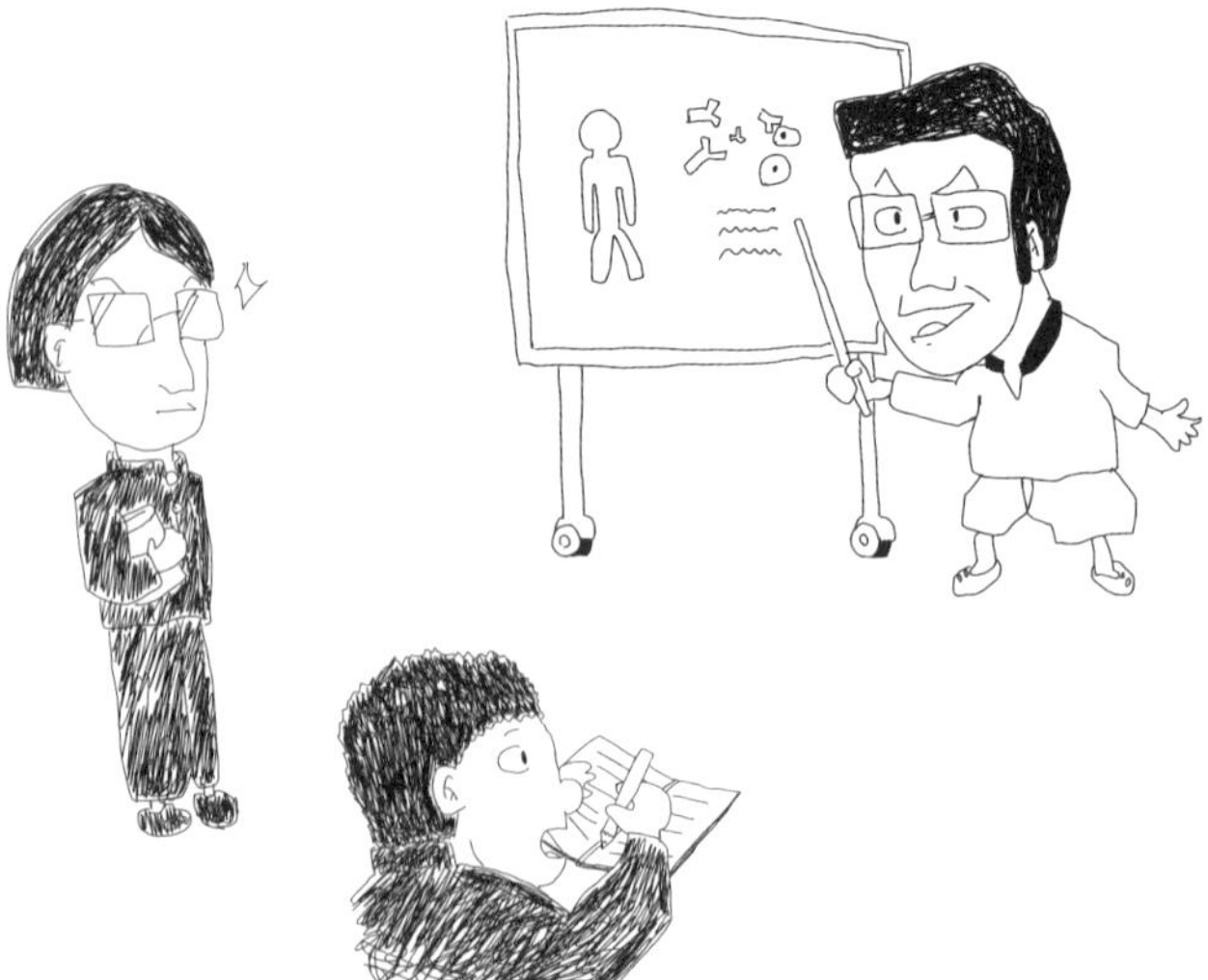

タイプなんですね。

S　そう。しかしこの免疫抑制が弱いタイプはＴレグとは呼べないかもしれないので、ここでは活性化Ｔ細胞としよう。通常ガンに強く攻撃できるのはこのタイプで、実際低発現タイプの活性化Ｔ細胞が入り込んだヒトの大腸ガンでは、攻撃性のサイトカインが出ていた。インターロイキン12ＡとＴＧＦβ１（ティージーエフベータ１）という物質だ。

鹿野丸　そうなると免疫反応が始まってガンが攻撃を受けるわけですね。抑制が弱くて攻撃を受けると。それは分かりました。でもこれは活性型Ｔ細胞で、Ｔレグの存在で予後良好、ではないですよね。先ほどの大腸ガンの場合のＴレグの存在が予後良好、というのは？

S　これまでＦＯＸＰ３高発現タイプ（*FOXP3*^{hi}）をＴレグと呼び、免疫を抑制するタイプと判断していた。ところが、高発現タイプにも免疫を抑制しないタイプ、つまりガン細胞を攻撃する潜在能力を持つタイプがいることが分かった。

ポン太　あーもう、ややこしいですね。せっかく覚えたのに。Ｔレグの定義が変わってしまうんじゃありませんか？

S　こうした現象は腸内環境ならではのようだ。

大腸菌（フッソバクテリウム）

ポン太　つまり、腸内の何かが関わっているんですか？

S　その「何か」が大腸菌というわけだ。より強いガン免疫が働いた際に、大腸菌の中でも *Fusobacterium* spp.（フッソバクテリウム）という種類が大腸ガン組織へ入り込

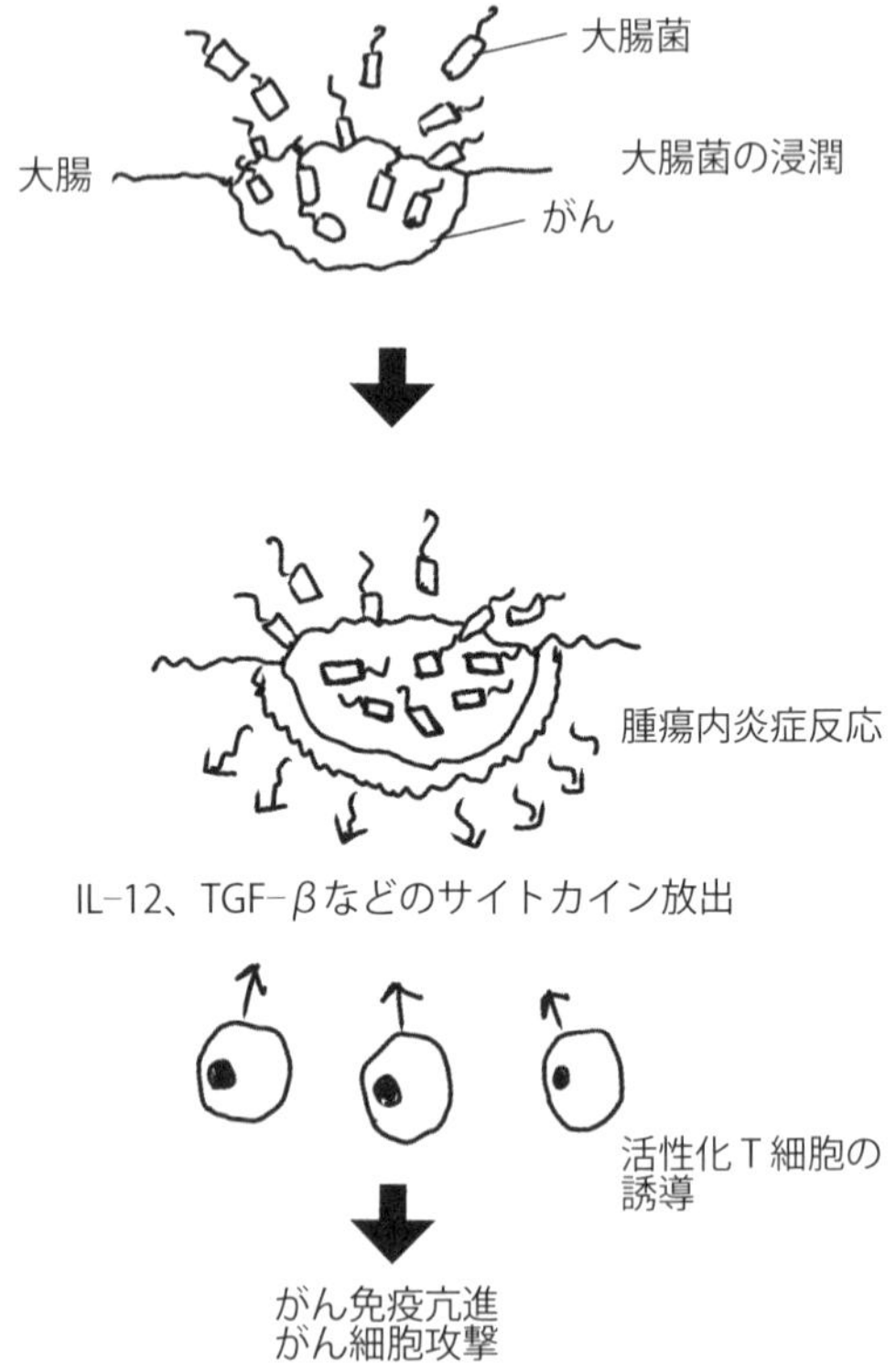

図 3–10　腸内細菌が腫瘍に対する免疫を高める
一部の腸内細菌が腫瘍組織に浸潤することで、腫瘍の中で炎症反応が起こる。炎症で生じたサイトカインの刺激で、腫瘍に対する免疫細胞の攻撃性が増す。

んでいるのが認められた。そうすると、その腫瘍内で炎症反応が起きて、インターロイキン12Aなどの攻撃性のサイトカインが出る。これが元々ガン細胞に攻撃的な低発現タイプ（$FOXP3^{lo}$）だけでなく、免疫抑制機能が強い高発現タイプ（$FOXP3^{hi}$）をも、低発現タイプのように働く活性化T細胞として誘導する（図3-10）。

鹿野丸　ヒトの体内の腸内細菌は多様だと聞きました。フッソバクテリウムという細菌は、われわれにとってガン免疫を高めてくれる頼もしい味方ですが、特別な種類ですか？

S　この大腸菌が特別ということはないし、味方とも限らない。ガンがない場合は、健康な腸内で炎症性疾患の原因にもなり得ると思う。たまたまそこに大腸ガンがあって入り込んだから、間接的にTレグに働き、ガン免疫を誘導したけどね。

ポン太　最初に先生がガン免疫は難しいと言っていた理由が良く分かりましたよ。たまたま大腸菌のせいで攻撃的になったり、あるときは免疫を抑制してガン治療を邪魔したりと、ガン免疫は複雑ですね。

S　だからこそ、研究しがいもあるんだろうね。

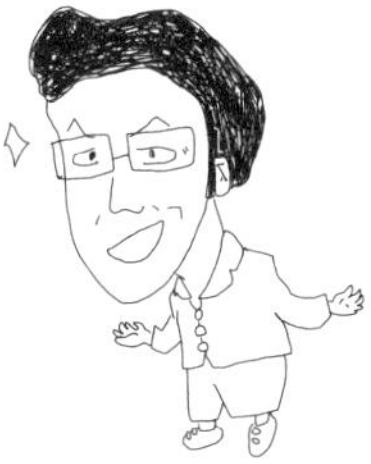

コラム３

免疫学は終わったのか？

オワコン（おわったコンテンツ）というインターネットスラングがある。以前は栄えていたが現在では見捨てられてしまったもの、つまりブームが去って流行遅れになった商品やサービスを指す。

「オワコン」という言葉自体が間もなく死語になって消えるだろうが、そのニュアンスは伝わるし、学問の世界でも終わったと思われる分野は過去にいくつも存在した。

例えば「免疫学は終わった」と言われた時代があった。１９８０年代にはリンパ球の抗原受容体遺伝子構成が解き明かされ、免疫学の大筋が説明できたと言われた。この時代、免疫学はピークの過ぎた学問であり、もう大きなブレイクスルーは出ないだろうとささやかれたらしい。

ところが１９９０年代後半になって、それまで単純と考えられていた自然免疫の食細胞（マクロファージ、樹状細胞）が病原体を見分ける受容体（Toll Like Receptors; TLR）を持っていることが突き止められた。獲得免疫の主であるリンパ球に仕えているというイメージの自然免疫に再び光が当たったのである。同じころ新たなリンパ球が見つかり、制御性T細胞と名付けられた。終わった学問と言われてから10年そこそこでの免疫学の「復活」であった。

「終わった」といわれたときも実際には、進歩の速度が緩んだだけであって、その学問が終わってしまうことはないだろう。しかし限られた研究費を奪い合う現代の生命科学の研究事情を考えると、流行の分野には金と人が集まり、ひときわ栄えているという印象を受ける。iPS細胞を用いた再生医療が日本オリジナルの研究分野としてわが世の春を謳歌しているのは、その典型だろう（実際に最先端で研究に携わる方々にはプレッシャーが大きく、それどころではないだろうが）。

しかし栄枯盛衰は世のならいでもあり、持ち上げられて自分を見失う人や巨額研究費の乱脈な扱いで追放されるという極端な人も出てくる。そうした人々はその分野へのイメージを悪化させ、研究費を獲りにくくさせ、結果的にその分野を衰退させてしまう。

年間数十億円の研究費を扱う研究者もいるが、この額は有名スポーツ選手の年俸をもはるかに凌ぐだろう。研究者は、地位が上がるほど、その頭脳だけでなく人間性をも試されているのだ。

12. 難病情報センター 多発性硬化症
Cavinopathy http://www.nanbyou.or.jp/entry/3806
13. Saito T. et al. *Nat Med*. 22(6): 679-84 (2016).
14. Starnes CO. *Nature*. 357(6373): 11-2 (1992).
15. 大腸ガン情報サイト
http://www.daichougan.info/treatment/standard.html

症性ショック）
http://www.msdmanuals.com/ja-jp/プロフェッショナル/21-救命医療/
12. Zaman MM. et al. *Proc Natl Acad Sci USA*. 113(41): 11543-11548 (2016).
13. Masuda K. et al. *Proc Natl Acad Sci USA*. 110(23): 9409-14 (2013).
14. Matsushita K. et al. *Nature*. 458(7242): 1185-90 (2009).
15. インパクトの高い論文数分析による日本の研究機関ランキング 2016
http://ip-science.thomsonreuters.jp/press/release/2016/esi2016/

第３章

1. Misawa T. et al. *Nat Immunol*. 14(5): 454-60 (2013).
2. 難病情報センター Cavinopathy
http://www.nanbyou.or.jp/entry/670
3. Satoh T. et al. *Nature*. 495(7442): 524-8 (2013).
4. Masahata K. et al. *Nat Commun*. 5: 3704 (2014).
5. Takamatsu H. et al. *Nat Immunol*. 11(7): 594-600 (2010).
6. Toyofuku T. et al. *Genes Dev*. 26(8): 816-29 (2012).
7. Hayashi M. et al. *Nature*. 485(7396): 69-74 (2012).
8. Kikuta J. et al. *Proc Natl Acad Sci USA*. 110(17): 7009-13 (2013).
9. 骨粗鬆症の予防と治療ガイドライン 2011 年版（ライフサイエンス出版）
10. Mori Y. et al. *Sci Rep*. 4: 6997 (2014).
11. Arima Y. et al. *Cell*. 148(3): 447-57 (2012).

開』シーエムシー出版（2011）.
14. Janeway C. *Immunobiology 6th edition* GARLAND SCIENCE（2004）.
15. **Kometani K. et al. *Immunity*. 39(1): 136–47（2013）.**
16. **Suzuki K. et al. *J Exp Med*. 213(12): 2567–2574（2016）.**
17. **Nakai A. et al. *J Exp Med*. 211(13): 2583–98（2014）.**
18. **Wing JB. et al. *Immunity*. 41(6): 1013–25（2014）.**
19. Sakaguchi S. et al. *J Immunol*. 155(3): 1151–64（1995）.
20. 千里ライフサイエンス財団ニュース 67（2012）.

第２章

1. **Nagata S. et al. *Cell*. 140(5): 619–30（2010）.**
2. **Okumura R. et al. *Nature*. 532(7597): 117–21（2016）.**
3. 難病情報センター 潰瘍性大腸炎（指定難病 97）
http://www.nanbyou.or.jp/entry/62
4. 国立国際医療研究センター 肝炎情報センター
http://www.kanen.ncgm.go.jp/cont/010/kankouhen.html
5. **Satoh T. et al. *Nature*. 541(7635): 96–101（2017）.**
6. MSD マニュアルプロフェッショナル版（間質性肺疾患）
http://www.msdmanuals.com/ja-jp/プロフェッショナル/05- 肺疾患/
7. **Maeda H. et al. *Nat Chem Biol*. 12(8): 579–85（2016）.**
8. **Kikuta J. et al. *J Clin Invest*. 123(2): 866–73（2013）.**
9. **Ishii M. et al. *Nature*. 458(7237): 524–8（2009）.**
10. MSD マニュアルプロフェッショナル版（骨粗鬆症）
http://www.msdmanuals.com/ja-jp/プロフェッショナル/06- 筋骨格疾患と結合組織疾患 /
11. MSD マニュアルプロフェッショナル版（敗血症および敗血

参考文献

（太字は執筆の中心となった論文）

第 1 章

1. **Ma JS. et al. *J Exp Med*. 211(10): 2013-32 (2014).**
2. 先天性トキソプラズマ＆サイトメガロウイルス感染症 患者会（トーチの会）
   http://www.toxo-cmv.org/toxo.html
3. 松尾加代子「生食ブームに潜むリスク：食肉におけるトキソプラズマの現状」第 82 回日本寄生虫学会大会（2013）.
4. **Zhao H. et al. *Cell Host Microbe*. 15(5): 551-63 (2014).**
5. 厚生労働省検疫所
   https://www.forth.go.jp/useful/malaria.html
6. （公）結核予防会 結核研究所
   http://www.jata.or.jp/index.php
7. **Saitoh T. et al. *Cell Host Microbe*. (1): 109-16 (2012).**
8. 国立感染症研究所 エイズ研究センター
   http://www0.nih.go.jp/niid/ARC/
9. **Satoh T. et al. *Cell*. 132(6): 935-44 (2008).**
10. MSD マニュアルプロフェッショナル版（単純ヘルペスウイルス―（hsv）―感染症）
    http://www.msdmanuals.com/ja-jp/プロフェッショナル/13- 感染性疾患 / ヘルペスウイルス /
11. **Hirayasu K. et al. *Nat Microbiol*. 1(6): 16054 (2016).**
12. **Marichal T. et al. *Nat Med*. 17(8): 996-1002 (2011).**
13. 石井健・山西弘一（監修）『アジュバント開発研究の新展

坂野上 淳（さかのうえ・じゅん）
大阪大学免疫学フロンティア研究センター　特任准教授（広報・研究マネージメント担当）
東北大学大学院理学研究科物理学専攻修士課程修了。民間企業を経て北海道大学博士（地球環境科学）。原子核工学、固体物理学、生物物理学と専門を変え、ポスドク時代は政府の進める「高度先端医療研究開発プロジェクト」に従事した。その後文筆家に転じ、2006～2007年に日本国際賞の広報（受賞者インタビュー・プレスリリース）を担当。2008年6月より現職。著書に『新しい自然免疫学』（技術評論社）、『シンカのかたち』（共著、技術評論社）など。趣味は6年以上プロにレッスンを受けたドラムと詰将棋。

阪大リーブル 62

みんなの体をまもる免疫学のはなし
—対話で学ぶ役立つ講義—

発行日　2017年12月18日　初版第1刷　〔検印廃止〕

著　者　坂野上 淳

発行所　大阪大学出版会
代表者　三成賢次
〒565-0871
大阪府吹田市山田丘2-7　大阪大学ウエストフロント
電話：06-6877-1614（代表）　FAX：06-6877-1617
URL　http://www.osaka-up.or.jp

イラスト　和田直樹
カバーデザイン　LEMONed 大前靖寿
印刷・製本　株式会社 遊文舎

ISBN 978-4-87259-444-7　C0077

HANDAI Live

阪大リーブル

No.	書名	副題	著者	定価
001	ピアノはいつピアノになったか？	〈付録CD「歴史的ピアノの音」〉	伊東信宏 編	本体1700円+税
002	日本文学　二重の顔	〈成る〉ことの詩学へ	荒木浩 著	本体2000円+税
003	超高齢社会は高齢者が支える	年齢差別（エイジズム）を超えて創造的老い（プロダクティブエイジング）へ	藤田綾子 著	本体1600円+税
004	ドイツ文化史への招待	芸術と社会のあいだ	三谷研爾 編	本体2000円+税
005	猫に紅茶を	生活に刻まれたオーストラリアの歴史	藤川隆男 著	本体1700円+税
006	失われた風景を求めて	災害と復興、そして景観	鳴海邦碩・小浦久子 著	本体1800円+税
007	医学がヒーローであった頃	ポリオとの闘いにみるアメリカと日本	小野啓郎 著	本体1700円+税
008	歴史学のフロンティア	地域から問い直す国民国家史観	秋田茂・桃木至朗 編	本体2000円+税
009	懐徳堂　墨の道　印の宇宙	懐徳堂の美と学問	湯浅邦弘 著	本体1700円+税
010	ロシア　祈りの大地		津久井定雄・有宗昌子 編	本体2100円+税
011	懐徳堂　江戸時代の親孝行		湯浅邦弘 編著	本体1800円+税
012	能苑逍遥(上)　世阿弥を歩く		天野文雄 著	本体2100円+税
013	わかる歴史・面白い歴史・役に立つ歴史	歴史学と歴史教育の再生をめざして	桃木至朗 著	本体2000円+税
014	芸術と福祉	アーティストとしての人間	藤田治彦 編	本体2200円+税
015	主婦になったパリのブルジョワ女性たち	一〇〇年前の新聞・雑誌から読み解く	松田祐子 著	本体2100円+税
016	医療技術と器具の社会史	聴診器と顕微鏡をめぐる文化	山中浩司 著	本体2200円+税
017	能苑逍遥(中)　能という演劇を歩く		天野文雄 著	本体2100円+税
018	太陽光が育くむ地球のエネルギー	光合成から光発電へ	濱川圭弘・太和田善久 編著	本体1600円+税
019	能苑逍遥(下)　能の歴史を歩く		天野文雄 著	本体2100円+税
020	懐徳堂　市民大学の誕生	大坂学問所懐徳堂の再興	竹田健二 著	本体2000円+税
021	古代語の謎を解く		蜂矢真郷 著	本体2300円+税
022	地球人として誇れる日本をめざして	日米関係からの洞察と提言	松田武 著	本体1800円+税
023	フランス表象文化史	美のモニュメント	和田章男 著	本体2000円+税
024	懐徳堂　漢学と洋学	伝統と新知識のはざまで	岸田知子 著	本体1700円+税
025	ベルリン・歴史の旅	都市空間に刻まれた変容の歴史	平田達治 著	本体2200円+税
026	下痢、ストレスは腸にくる		石蔵文信 著	本体1300円+税
027	くすりの話	セルフメディケーションのための	那須正夫 著	本体1100円+税
028	格差をこえる学校づくり	関西の挑戦	志水宏吉 編	本体2000円+税
029	リン資源枯渇危機とはなにか	リンはいのちの元素	大竹久夫 編著	本体1700円+税
030	実況（ライブ）・料理生物学		小倉明彦 著	本体1700円+税

031
夫源病
こんなアタシに誰がした
石蔵文信 著
定価 本体1300円+税

032
ああ、誰がシャガールを理解したでしょうか？
二つの世界間を生き延びたイディッシュ文化の末裔
圀府寺司 編著
CD付
定価 本体2000円+税

033
懐徳堂
懐徳堂ゆかりの絵画
奥平俊六 編著
定価 本体2000円+税

034
試練と成熟
自己変容の哲学
中岡成文 著
定価 本体1900円+税

035
ひとり親家庭を支援するために
その現実から支援策を学ぶ
神原文子 編著
定価 本体1900円+税

036
知財インテリジェンス
知識経済社会を生き抜く基本教養
玉井誠一郎 著
定価 本体2000円+税

037
幕末鼓笛隊
土着化する西洋音楽
奥中康人 著
定価 本体1900円+税

038
ヨーゼフ・ラスカと宝塚交響楽団
（付録CD「ヨーゼフ・ラスカの音楽」）
根岸一美 著
定価 本体2000円+税

039
上田秋成
絆としての文芸
飯倉洋一 著
定価 本体2000円+税

040
フランス児童文学のファンタジー
石澤小枝子・高岡厚子・竹田順子 著
定価 本体2200円+税

041
東アジア新世紀
リゾーム型システムの生成
河森正人 著
定価 本体1900円+税

042
芸術と脳
絵画と文学、時間と空間の脳科学
近藤寿人 編
定価 本体2200円+税

043
グローバル社会のコミュニティ防災
多文化共生のさきに
吉富志津代 著
定価 本体1700円+税

044
グローバルヒストリーと帝国
秋田茂・桃木至朗 編
定価 本体2100円+税

045
屏風をひらくとき
どこからでも読める日本絵画史入門
奥平俊六 著
定価 本体2100円+税

046
アメリカ文化のサプリメント
多面国家のイメージと現実
森岡裕一 著
定価 本体2100円+税

047
ヘラクレスは繰り返し現われる
夢と不安のギリシア神話
内田次信 著
定価 本体1800円+税

048
アーカイブ・ボランティア
国内の被災地で、そして海外の難民資料を
大西愛 編
定価 本体1700円+税

049
サッカーボールひとつで社会を変える
スポーツを通じた社会開発の現場から
岡田千あき 著
定価 本体2000円+税

050
女たちの満洲
多民族空間を生きて
生田美智子 編
定価 本体2100円+税

051
隕石でわかる宇宙惑星科学
松田准一 著
定価 本体1600円+税

052
むかしの家に学ぶ
登録文化財からの発信
畑田耕一 編著
定価 本体1600円+税

053
奇想天外だから史実
天神伝承を読み解く
髙島幸次 著
定価 本体1800円+税

054
とまどう男たち―生き方編
伊藤公雄・山中浩司 編著
定価 本体1600円+税

055
とまどう男たち―死に方編
大村英昭・山中浩司 編著
定価 本体1500円+税

056
グローバルヒストリーと戦争
秋田茂・桃木至朗 編著
定価 本体2300円+税

057
世阿弥を学び、世阿弥に学ぶ
大槻文藏監修 天野文雄 編集
定価 本体2300円+税

058
古代語の謎を解くⅡ
蜂矢真郷 著
定価 本体2100円+税

059
地震・火山や生物でわかる地球の科学
松田准一 著
定価 本体1600円+税

060
こう読めば面白い！フランス流日本文学
―子規から太宰まで―
柏木隆雄 著
定価 本体2100円+税

061

歯周病なんか怖くない

歯学部教授が書いたやさしい歯と歯ぐきの本

村上伸也 編

定価 本体1300円+税

（四六判並製カバー装。定価は本体価格＋税。以下続刊）